居民膳食指南科普系列丛书

大众膳食指南

陈忠妙　胡富宇　蔡统利　黄　明　主编

河北科学技术出版社

图书在版编目（CIP）数据

大众膳食指南/陈忠妙等主编 . –– 石家庄：河北
科学技术出版社，2020.6
ISBN 978–7–5717–0401–8

Ⅰ . ①大… Ⅱ . ①陈… Ⅲ . ①膳食营养 – 指南 Ⅳ .
① R151.4–62

中国版本图书馆 CIP 数据核字 (2020) 第 095922 号

大众膳食指南
DAZHONG SHANSHI ZHINAN

陈忠妙 等　主编

出版发行		河北科学技术出版社
地　　址		石家庄市友谊北大街 330 号（邮编：050061）
印　　刷		三河市华晨印务有限公司
开　　本		710×1000　1/16
印　　张		15.75
字　　数		280 000
版　　次		2020 年 6 月第 1 版
		2020 年 6 月第 1 次印刷
定　　价		65.00 元

编委会

序

民以食为天。在"食"种类丰富多样的时代，我们要怎么吃才有利于身体健康？这是大家非常关心的事情，也是《国务院关于实施健康中国行动的意见》的重要内容之一。

习近平总书记在十九大报告中指出，人民健康是民族昌盛和国家富强的重要标志，要完善国民健康政策，为人民群众提供全方位全周期健康服务。并做出了"没有全民健康，就没有全面小康"的重要论断。普及营养健康知识，提高全民营养健康素养，是中国营养学会持之以恒的事业。国家健康中国行动推进委员会制订的《健康中国行动（2019—2030年）》围绕全方位干预健康影响因素、维护全生命周期健康和防控重大疾病三个方面，提出了开展15项大行动的工作任务，其中第二项是实施合理膳食行动，针对超重和肥胖人群、贫血与消瘦等营养不良人群、孕妇和婴幼儿等特定人群和家庭，以及针对目前我国居民盐、油、糖摄入过高的状况，分别提出了膳食指导建议和目标。浙江省台州市营养学会专家团队编写了一般健康人群（大众）、特定人群膳食指南和婴幼儿喂养指南等居民膳食科普系列丛书，对实施合理膳食行动的膳食营养做了进一步的细化和指导，更具实用性和可操作性，希望能让大家轻松、快捷地掌握好健康饮食知识，更好地保护自己和家人朋友的健康，提高健康寿命，这是一件好事，也是认真践行《健康中国行动（2019—2030年）》的实际行动。

2020年是我国全面建成小康社会的实现期。为了贯彻落实习近平总书记提出的"四个最严"要求，不断提高人民群众对食品安全工作满意度，各地营养学会正在大力普及健康饮食知识，让人们的思想观念、行为习惯和生活方式更加地健康，为早日实现健康中国和伟大的"中国梦"助力！我相信，这套丛书一定会受到公众的喜爱，并成为科学传播营养知识的优秀图书之一。

是为序。

中国营养学会副理事长
中国疾控中心营养与健康所所长

前　言

　　营养乃健康之本，没有营养就没有健康。习近平总书记在十九大报告中指出，人民健康是民族昌盛和国家富强的重要标志，明确提出要实施健康中国战略，坚持预防为主，倡导健康文明生活方式，预防控制重大疾病。2016 年 10 月，由中共中央政治局审议通过的《"健康中国 2030" 规划纲要》发布，2019 年 6 月，国务院印发了《关于实施健康中国行动的意见》，国家出台了《健康中国行动（2019—2030 年）》，对心脑血管疾病、癌症、慢性呼吸系统疾病、糖尿病这四类重大慢性病发起防治攻坚战。

　　新中国成立后，特别是改革开放以来，人民生活水平不断提高，营养供给能力显著增强，我国卫生健康事业获得了长足的发展，居民主要健康指标总体优于中高收入国家平均水平，但仍面临着重点慢性病的患病人数快速上升，慢性病负担占疾病总负担 70% 以上的严峻局面。原国家卫计委发布的《中国居民营养与慢性病状况报告（2015）》（以下简称《报告》）显示，2012 年中国慢性病死亡率为 533/10 万，占全部死亡的 86.6%；2012 年中国 18 岁以上居民高血压患病率 25.2%、糖尿病 9.7%、血脂异常 40.4%；40 岁以上居民慢性阻塞性肺疾病患病率 9.9%；2013 年中国居民癌症发病率为 235/10 万。《报告》认为，吸烟、过量饮酒、身体活动不足和高盐、高脂等不健康饮食是慢性病发生、发展的主要行为危险因素，但这些危险因素尚未得到控制。

　　国务院办公厅印发的《国民营养计划（2017—2030 年）》鼓励编写适合于不同地区、不同人群的居民膳食指南。为普及营养健康知识，提高营养健康素养，为当地群众提供平衡膳食的科普宣传读物，台州市营养学会组织编写了一般健康人群、特定人群膳食指南和婴幼儿喂养指南等居民膳食科普系列丛书。丛书以《中国居民膳食指南（2016）》为蓝本，结合当地食物资源和群众传统饮食习惯，围绕食物多样、谷类为主的平衡膳食模式和吃动平衡、健康体重的平衡膳食理念，对群众的日常膳食提出指导意见，促进形成合理膳食、适量运动、戒烟限酒、心理平衡的健康生活方式。

《大众膳食指南》介绍了一般健康人群的营养膳食知识，由营养健康基本知识、一般健康人群膳食指南、如何实践平衡膳食、附录共四个部分组成，提出六项核心推荐内容，每项内容设置了关键推荐、重点解读和知识链接三个方面，引经据典，图文并茂，引用大量数据采用图表形式，使读者对讲解的内容一目了然，加深理解。书后附有常用运动量表、中国居民膳食营养素参考摄入量表（DRIs2013）等附录，方便大家查阅使用。该书集科学性、知识性、趣味性、实用性和可操作性于一体，具有内容丰富、信息量大、可普及性高和易于接受的特点，适用于 2 岁以上的健康人群。《特定人群膳食指南》针对孕妇乳母、儿童少年、老年人和素食人群，以大众膳食指南为基础，根据各自的生理特点提出补充意见。《婴幼儿喂养指南》分别对 0～6 月龄、7～24 月龄婴幼儿的喂养提出指导意见。现郑重推介给社会公众，以飨读者。

由于水平所限，书中不足之处在所难免，恳请广大读者批评指正。

台州市科学技术协会

2019 年 10 月

目　录

第一部分　营养健康基本知识

一、没有营养就没有健康

营养是健康之本，营养决定健康。俗话说，"民以食为天""人是铁饭是钢，一顿不吃饿得慌"，说明生命活动离不开膳食营养。

营养是指人体摄取、消化、吸收和利用食物中养料（营养素）以满足机体生理需要的生物学过程。营养素是可给人体提供能量、机体构成成分和组织修复以及生理调节功能的物质，是维持人体健康的物质基础，决定着我们的健康状况。我们身体的所有组织都是由营养素组成的。组织器官系统功能的正常发挥均有赖于营养，从妈妈孕育生命到婴儿呱呱坠地，从天真烂漫的儿童到鹤发童颜的老者，人类成长的过程都是营养素在起作用。

人体的营养素缺乏或过多都会引发疾病，并可诱发和加剧相关慢性病及其并发症。而合理营养则可避免营养素缺乏或过多，预防由此带来的疾病危害。

而当疾病发生后，如创伤患者在伤口愈合过程中，营养状况直接影响组织的再生与修复；又如肿瘤患者营养支持是手术、放疗、化疗的基础，营养状况决定治疗耐受性及疗效。

二、什么是健康新概念

世界卫生组织明确提出健康新概念：健康不单单是不患疾病，而是体格方面、精神（心理）方面和社会适应方面保持的完美状态。也就是说，一个人具有体格健康、心理平衡、顺应社会和良好道德的状况，才算是完全健康的人。只有身体健康，同时心理也健康，并且有健康的生活方式，才是一个完美的健康人。

三、健康四大基石

世界卫生组织提出了健康四大基石的概念。

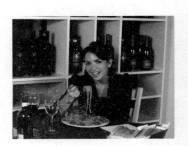

基石一：合理营养。营养是维持生命的物质基础，是健康之本，没有营养就没有健康。但合理营养并不是吃越贵越高档的食物就越好，而是应当食物多样、合理搭配，食不过量、三餐规律，盐油适量、少吃甜食，饮酒节制、足量饮水。

基石二：适量运动。生命在于运动。维持健康体重的关键是食物摄入量和身体活动量，保持能量平衡。身体运动要做到科学安全、量力而行，持之以恒、终生相伴。

基石三：戒烟限酒。烟的危害得到大家公认，不论是主动吸烟还是被动吸烟，都可以导致癌症、心血管疾病、呼吸系统疾病等多种疾病，所以越早戒烟越好。酒是一把双刃剑，少饮是健康之友，多饮是罪魁祸首。

基石四：心理平衡。谁能做到心理平衡，谁就掌握了健康的钥匙。心理平衡，就是人的内心世界要维持平和、怡静、理性、和谐的状态。积极乐观的人生态度、豁达开朗的坦然性格、坚定不移的理想信念、坚韧不拔的处事风格、与人为善的道德情操等，都是心理平衡的外在表现形式。

四、什么是膳食指南

膳食指南是根据营养学的原理，结合当地群众营养状况和饮食消费习惯以及食物资源情况而研究制定的、由政府或权威机构提出的食物摄入和身体运动方面的指导意见。

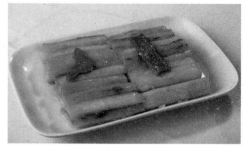

我国在 1989 年首次发布了《中国居民膳食指南》，之后又进行了两次修订。自 2014 年起，原国家卫计委委托中国营养学会组织近百名专家，历经两年多时间，修订完成《中国居民膳食指南（2016）》，由原国家卫计委官方发布，宣传食物、营养和健康的科学知识，有针对性地提出改善营养状况的平衡膳食和适量运动的建议，并给出了有可操作性的实践方法。

《中国居民膳食指南（2016）》是引导居民加强自我健康管理、提高基本营养和健康素养、促进健康水平的宝典。

五、什么是膳食模式

膳食模式就是平常说的膳食结构，是指日常一日三餐中摄入的各种食物的种类、数量及与总摄入的比例。

评价一个膳食模式是否合理，常常是通过调查一段时间内膳食中各种食物的量以及膳食提供的能量和营养素的数量，来评价该膳食模式是否能满足人体正常生命活动和维护健康状况需要，以此做出判断。

六、什么是平衡膳食

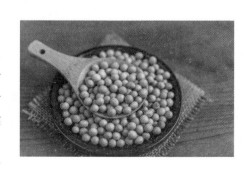

平衡膳食是指针对不同的年龄段、身体活动程度和能量消耗的需要所设计的膳食模式，尽可能地满足各个年龄阶段、能量消耗不同的一般健康人群的健康生命活动需要。这里讲的"平衡"，既是人体对食物摄入与营养素需要的平衡，也包括能量摄入与人体活动消耗的平衡。

充分的科学证据表明，平衡膳食对于维护人体健康、预防慢性病的发生是至关重要的。

七、营养素的功能

（一）蛋白质

没有蛋白质就没有生命。蛋白质是组成人体细胞和修补破损细胞的主要原料，是生命的物质基础，占人体重量的 17%，又是构成各种酶、抗体和某些激素的主要成分。蛋白质对促进生长发育，维持体液的酸碱平衡和正常渗透压也起着重要作用，同时提供热量。食物中蛋白质经胃肠消化酶作用，成为简单的氨基酸被人体吸收。蛋白质长期缺乏时，可致儿童生长发育迟缓、体重减轻、容易疲劳、贫血、消瘦、抵抗力降低、易感冒，致乳母乳汁分泌减少、水肿虚胖等。

（二）碳水化合物（糖）

主要供给维持生命必需的能量（热量），参与构成核糖核酸、脱氧核糖核酸，保护肝脏功能。缺乏时，影响儿童的生长发育，成年人易疲劳。

（三）脂肪

有维持体温、固定组织和保护脏器等作用，还有调节生理功能、输送脂溶性维生素（维生素 A、维生素 D、维生素 E、维生素 K）和其他物质等作用。但是过量脂肪易致肥胖症、糖尿病、心脏病。缺乏时，人体抵抗力减弱，肝及肾功能衰退。

（四）维生素

维生素是人体进行正常生理活动必需的营养素，大多数维生素是某些酶的辅酶（或辅基）组成部分，在物质代谢过程中起着重要的作用。目前已知的维生素有 20 多种，大多数不能在体内合成，必须由食物供给。与身体健康关系密切的有下列几种。

1.维生素 A

增强身体对疾病的抵抗力，预防眼病，保护皮肤，促进生长发育。缺乏时，容易发生呼吸道传染病、夜盲症、眼干燥症（干眼病）、皮肤干燥、儿童发育不良等。

2.维生素 B_1（硫胺素）

维持心脏和神经系统的正常功能，增进食欲，消除疲劳，促进发育。缺乏时，易患脚气病、心跳失常、便秘、食欲减退、发育迟缓等。

3. 维生素 B$_2$（核黄素）

维生素 B$_2$ 是人体许多重要辅酶的组成成分，为细胞氧化所必需，促进生长发育，维护皮肤健康。缺乏时，易患口角炎、舌炎、唇炎、眼角膜发炎、脂溢性皮炎、阴囊炎、怕强光等。

4. 维生素 B$_6$

维生素 B$_6$ 保护神经和皮肤健康，促进消化，预防癞皮病、贫血。缺乏时，易发生癞皮病、食欲不振、消化不良、腹泻、记忆力减退等。

5. 维生素 C（抗坏血酸）

维生素 C 是活性很强的还原性物质，参与体内多种氧化还原反应，保持牙齿、骨骼、血管和肌肉的健康，对人体的抗病机能有重要作用，也有助于吸收铁质。

6. 维生素 D

调节钙、磷代谢，帮助人体吸收钙质和磷质，促进钙化，使牙齿、骨骼正常发育。缺乏时，儿童可患佝偻病、牙齿生长迟缓，成人可患软骨病。

（五）矿物质（无机盐）

人体中无机盐含量较多的有钙、镁、钾、钠、磷、硫、氯共 7 种，占总量的 60％～70％，其他如铁、铜、碘、锰、钼、铬、氟等含量很少，称为微量元素。矿物质是构成人体组织的重要成分，能促进人体新陈代谢，调节生理功能，维持神经和肌肉的正常活动。钙、铁、碘在日常生活中容易缺乏，是严重影响健康的三种无机盐。

钙是构成牙齿、骨骼的重要成分，也是促进血液凝固的物质。缺乏时，可致骨骼发育不良、骨质疏松，幼儿易患佝偻病等。

铁是构成红细胞的主要成分。缺乏时，易患贫血、体弱、疲劳等。

碘是组成人体甲状腺素的主要成分。缺乏时，易患甲状腺肿大症（大脖子病）。

（六）水

维持人体内体液平衡，调节体温，促进新陈代谢和废物排出。缺乏时，易患消化不良、便秘、皮肤干燥、新陈代谢受阻，严重时可脱水，甚至死亡。

（七）膳食纤维

吸附大量水分，促进肠蠕动，保持大便通畅，降低胆固醇，预防肥胖、动脉粥样硬化和心脏病，还可提高胆汁酸的再吸收量，促进消化，预防胆结石、十二指肠溃疡、溃疡性肠炎等。缺乏时，可引起便秘、结肠癌、痔疮等。

八、能量

能量是由食物中的蛋白质、脂肪和碳水化合物在体内经过分解代谢所释放出来的热能（热量）。蛋白质、脂肪和碳水化合物这三者一般称为三大能量营养素。人体的能量消耗包括基础代谢（是指维持生命的最低能量消耗）、体力消耗（如参加体育运动和生产劳动）和食物特殊动力作用（指因摄取食物而引起能量的消耗）等方面，为达到能量平衡的目的，要力求摄入的能量尽可能做到与上述能量消耗的平衡，促进体魄强壮，追求美好生活。

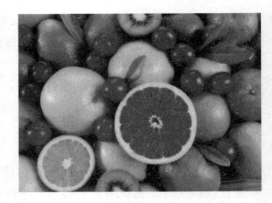

九、倡导平衡膳食理念的目的和意义

党的十八大以来，我国人民生活条件有了极大改善，居民主要健康指标总体优于中高收入国家平均水平。但仍面临着重点慢性病（主要指癌症、高血压、糖尿病、血脂异常和慢性阻塞性肺疾病）的患病人数快速上升导致的疾病负担占疾病总负担的 70% 以上的严峻局面。原国家卫计委发布的《中国居民营养与慢性病状况报告（2015）》认为，吸烟、过量饮酒、身体活动不足和高盐、高脂等不健康饮食是慢性病发生、发展的主要行为危险因素，但这些危险因素尚未得到控制。

当前，我国居民健康意识普遍不足，健康生活方式基本没有形成，这对预防个人和群体的慢性疾病的发生发展产生一定的消极作用。在此情况下，我们必须大力倡导平衡膳食的理念，通过政府、社会、个人的共同努力，引导广大群众增强营养健康意识，加快健康生活方式普及进度，有效遏制重点慢性病的上升趋势，切实保障人民群众身体健康。

合理营养是人体健康的物质基础，而平衡膳食是实现合理营养的根本途径。大量的科学证据和实践已经证明，改善膳食结构、均衡饮食和增加运动量能促进个人健康、增强体质、减少慢性病的发生风险。为此，倡导平衡膳食模式，将对改善居民营养与健康状况和保持社会的可持续发展起到重要作用。

十、《大众膳食指南》核心推荐有哪些

《大众膳食指南》根据《中国居民膳食指南（2016）》（科普版）的内容，提出了六条核心推荐条目（详见本读本第二部分内容），适用于 2 岁以上健康大众，大家可以通过本读本第二部分的内容和膳食宝塔、膳食餐盘和膳食算盘的学习，帮助理解记忆。我们还希望通过膳食指南实践应用部分食谱制作内容，促进居民行动起来，把膳食指南核心推荐落实到日常生活中，并坚持下去，成功保持健康体重，享受美好生活。

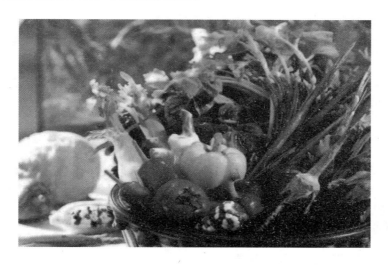

第二部分　一般健康人群膳食指南

推荐一　食物多样营养好，谷物杂豆不可少
推荐二　吃动平衡最重要，健康体重维持好
推荐三　多吃蔬果和奶类，豆制品有益健康
推荐四　适量吃鱼禽瘦肉，每天吃一个鸡蛋
推荐五　低盐低糖低脂肪，过量饮酒损健康
推荐六　珍惜食物不浪费，倡导文明新"食"尚

推荐一　食物多样营养好，谷物杂豆不可少

【关键推荐】

（1）每天的膳食应包括谷薯类、蔬菜水果类、畜禽鱼蛋奶类、大豆坚果类等食物。

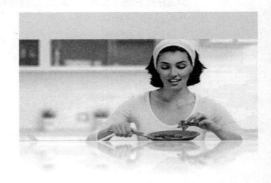

（2）平均每天摄入 12 种以上食物，每周 25 种以上。

（3）每天摄入谷薯类食物 250～400 克，其中全谷物和杂豆类 50～150 克，薯类 50～100 克。

（4）食物多样、谷类为主是平衡膳食模式的重要特征。

【重点解读】

1.食物多样，营养更全面

食物多样是实现平衡膳食的基本途径。人类需要的营养素有 40 多种，包括蛋白质、碳水化合物、脂肪、多种矿物质（包括 6 种常量元素、8 种人体必需的微量元素和其他可能必需的微量元素）和多种维生素（包括脂溶性维生素和水溶性维生素）等，这些营养素必须通过一日三餐的多样食物摄入满足人体的需求。

食物可分为五大类：第一类为谷薯类，包括谷类（包含全谷物）、薯类和杂豆类（由于在传统食用习惯上，杂豆类是保持整粒状态，与全谷物概念相符，且常作为主食的材料，因此也放入此类）；第二类为蔬菜水果类；第三类为动物性食物，包括畜、禽、鱼、蛋、奶类；第四类为大豆类和坚果类；第五类为纯能量食物（如油脂类）等。

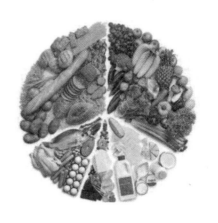

每种食物含有各种不同的营养成分，不同食物中的营养成分和数量又各不相同，而人体对各种营养素的需要量也各不相同。除了母乳可以满足 6 月龄以内的婴儿的全部营养需要外，其他就没有一种食物能满足人体所需要的所有营养素和需要量。

因此，日常膳食中只有摄入多种多样的食物，才能满足营养和健康的需求，建议平均每天摄入 12 种以上食物，每周摄入 25 种以上食物。食物种类和主要营养素见表 1。

表 1　食物种类和主要营养素

食物种类	食物举例	主要营养素
谷薯类	谷类：稻谷、麦类、玉米、高粱 杂豆类：红豆、绿豆、芸豆、豌豆、蚕豆 薯类：红薯、马铃薯、山药、芋头	碳水化合物、蛋白质、膳食纤维及 B 族维生素（全谷物营养价值更高）

续 表

食物种类	食物举例	主要营养素
蔬菜水果类	蔬菜：萝卜、青菜、西兰花 水果：橘子、桃、苹果、香蕉	膳食纤维、矿物质、维生素C、β－胡萝卜素以及有益健康的植物化学物（深色蔬菜营养价值更高）
动物性食物	畜、禽、鱼、蛋、奶	蛋白质、脂肪、矿物质、维生素
大豆类和坚果类	大豆类：黄豆、黑豆 坚果类：花生、果仁、核桃	蛋白质、脂肪、矿物质、B族维生素和维生素E
纯能量食物	油、淀粉、食用糖	以提供能量为主，动植物油还可提供维生素E和必需脂肪酸

2. 如何做到食物多样

（1）要做到日均不同的食物种类数达到12种（烹调油和调味品不包括在里面，以下同）以上，每周达到25种以上。应按每天食物的种类数分解每餐的安排，如早餐须安排4～5种；午餐安排5～6种；晚餐安排4～5种；另外要计划零食1～2种。平均每天（周）建议摄入的主要食物品种数见表2。

（2）选择多种小分量食物。小分量是实现食物多样化的关键，即每样食物吃少点，食物种类多一些。尤其是儿童用餐应使用较小的碗，小分量选择吃到更多品种的食物，营养素来源更丰富。全家人一起吃饭或集体用餐也可以通过分餐的形式使分量变小，从而达到食物多样化的目的。

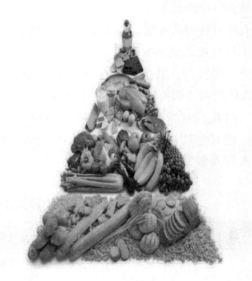

表2　平均每天（周）建议摄入的主要食物品种数 ※

食物类别	平均每天种类数	每周至少品种数
谷类、薯类、杂豆类	3	5
蔬菜水果类	4	10
畜、禽、鱼、蛋	3	5
奶、大豆类、坚果类	2	5
合计	12	25

※ 不包括烹调油和所有调味品。

（3）巧妙搭配，避免单一。

①有粗有细：这里的粗是相对精白米面而言，是指主食应该注意增加全谷物和杂豆类食物，因为谷类加工精度越高，越会引起人体较高的血糖应答。主食的大米可与全谷物（非精白米面）、杂粮（玉米、莜麦、高粱等）以及杂豆（红小豆、绿豆、芸豆、豌豆、蚕豆、花豆等）搭配食用，传统的八宝粥、炒饭，我国不少地方（如浙江省台州市域）的"咸酸饭"（以米、红薯、芋艿为主，配以笋丝、咸肉丝、玉米粒、花生、杂豆等多种食物煮成的饭）、"咸酸粥"（与咸酸饭相似，但咸肉和蔬菜都切成粒状）等都是增加食物品种的好方法。

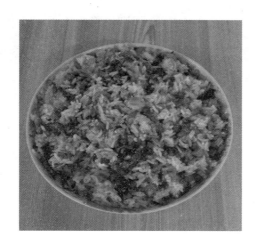

②有荤有素："荤"指动物性食物，"素"指植物性食物，两者搭配烹调，可以在增加食物品种的同时改善菜肴的色、香、味、形，一举两得。

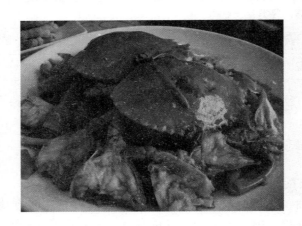

③五颜六色：五颜六色肯定来自不同的多种食物，多彩纷呈的菜肴不仅能给人感官上带来良好印象，更能愉悦心情，增进食欲。

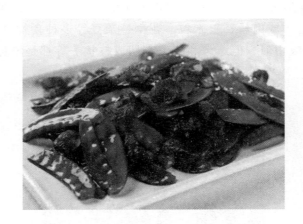

④避免单一：一段时间内同类型的食物可以互相进行交换，避免每天（周）食物品种单一，尽最大努力争取食物多样化，如表3所示。

表3　同类食物（举例）互换表

谷　类	稻米、麦类、小米、黑米、黄米、粟米、薏米、玉米、高粱等
杂豆类	红小豆、绿豆、赤豆、蚕豆、豇豆、饭豆、小豆、鹰嘴豆等
薯　类	红薯、土豆、芋艿、山药、木薯、脚板薯等
蔬　菜	叶茎菜：青菜、菠菜、芹菜、空心菜等 茄果类：茄类、菜椒、西红柿、黄瓜、冬瓜等 根菜类：白萝卜、胡萝卜、大头菜、荸荠等 水生蔬菜：海带、老菱、莲藕、茭笋（茭白）等 菌藻类：蘑菇、木耳等 鲜豆类：四季豆、甜豆、扁豆、毛豆等 葱蒜和其他类别：大蒜、洋葱、香葱、韭菜等
水　果	苹果、梨、桃、西瓜、哈密瓜、香蕉、柑橘等
畜禽肉	鸡、鸭、鹅、猪、牛、羊等
水产品	鱼、虾、蟹、贝壳类等
奶制品	奶类及其制品，如奶粉、酸奶、奶酪等
蛋　类	鸡蛋、鸭蛋、鹅蛋、鹌鹑蛋等
豆制品	豆浆、豆腐、豆腐脑、豆腐干、千张、素鸡、素鹅、腐竹、豆腐皮等
坚果类	花生、核桃、瓜子、榛子、松子、开心果、夏威夷果、腰果、白果等

3. 减肥不吃主食不可取

肥胖主要是能量过剩引起的，就是能量摄入多，而消耗却少。三大能量营养素中，每1克碳水化合物或蛋白质在人体内可产生约167千焦的能量，而每1克脂肪的能量高达37.7千焦，是同等重量碳水化合物的2.26倍，由此可见，脂肪产生的能量远比碳水化合物高得多，两者对引起肥胖的影响显而易见。同时，相对于碳水化合物和蛋白质，脂肪含量高的食物往往口感比较好、能吊起人的胃口，使人在不知不觉中摄入了过多的高脂食物，造成能量需要量的失控。

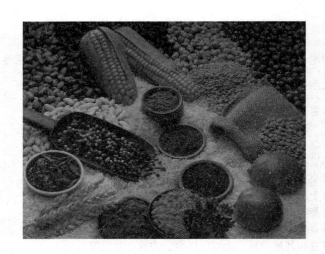

我国居民习惯把谷类食物作为主食，谷类食物中碳水化合物一般占重量的 75%～80%，此外还有蛋白质、脂肪、矿物质、B 族维生素和膳食纤维等。谷物为主的膳食模式，可以达到中国营养学会提出的碳水化合物供给能量占膳食总能量的 50%～65% 的要求，由此还能够相应地减少进食油脂类和动物性食物，从而能有效减少心脑血管疾病、癌症以及糖尿病等的发生风险。

日常生活中，很多人误以为肥胖是因为吃了碳水化合物含量高的主食引起的，所以想通过不吃主食来达到减肥的目的，显然这是没有科学依据的，是错误的选择，因为肥胖不是吃主食的错。不吃主食，在减少主食控制能量的同时，也减少了谷类中诸多营养素的摄入，顾此失彼，造成人体需要的营养素不均衡，不能维持健康体重，对身体健康造成损害。

4.全谷物和杂豆搭配营养更丰富

谷类食物是中华民族传统膳食的主食，是人体最易获得能量、成本低的最主要的食物源泉，也是上述诸多营养素的供应源。然而，随着社会经济的发展和人民生活水平的提高，我国居民膳食模式中谷类作为传统主食的地位发生了变化，居民的谷类消费量逐年下降，动物性食物和油脂摄入量逐年增多，导致能量摄入过剩；谷类过度精加工导致 B 族维生素、矿物质和膳食纤维损失，促使心血管疾病、Ⅱ型糖尿病等慢性病的发病风险增加。因此，为了保持我国膳食的良好传统，减少高能量、高脂肪和低碳水化合物膳食对健康形成的不利影响，人们应保持每天适量的谷类食物摄入，尤其要注意增加全谷物的摄入。

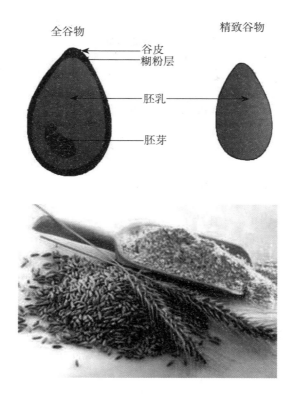

全谷物是指未经细化加工或虽经碾磨（粉碎或压片等）处理但仍保留了完整谷粒所具备的谷皮、糊粉层、胚乳、谷胚组成的谷物结构，保留了谷物全部的自然形成的营养成分。我国传统膳食习惯中作为主食的稻米、麦类、小米、黑米、玉米、高粱、青稞、薏米等，如果未经精加工，都是理想的全谷物。精细谷物与全谷物营养成分比较如见表4表示。

表4　精细谷物与全谷物营养成分比较（每100克可食部）

名称	蛋白质（克）	维生素 B₁（毫克）	维生素 B₂（毫克）	烟酸（毫克）	维生素 E（毫克）	铁（毫克）	锌（毫克）	膳食纤维（克）
精制大米	7.3	0.08	0.04	1.1	0.2	0.9	1.07	0.4
精制小麦	13.3	0.09	0.04	1.01	—	—	0.94	0.3
全麦	13.2	0.50	0.16	4.95	0.71	3.6	2.6	10.7

续 表

名称	蛋白质（克）	维生素 B₁（毫克）	维生素 B₂（毫克）	烟酸（毫克）	维生素 E（毫克）	铁（毫克）	锌（毫克）	膳食纤维（克）
糙米	7.9	0.40	0.09	5.09	0.59	1.47	2.02	3.5
燕麦	16.8	0.76	0.14	0.96	—	4.72	3.97	10.6
荞麦	9.3	0.28	0.16	2.2	0.9	6.2	3.6	6.5
玉米	8.5	0.07	0.04	0.8	0.98	0.4	0.08	5.5
小米	9.0	0.33	0.1	1.5	0.3	5.1	1.87	1.6
高粱	10.4	0.29	0.1	1.6	1.8	6.3	1.64	4.3
青稞麦仁	8.1	0.34	0.11	6.7	0.72	40.7	2.38	1.8
黑麦	9.0	0.37	1.7	1.7	1.15	4.0	2.9	14.8

注："—"表示微或无。

　　杂豆含谷类蛋白质缺乏的赖氨酸，所以，豆类与谷类食物搭配食用，可以起到很好的蛋白质互补作用。杂豆中脂肪含量低，为1%左右。杂豆中 B 族维生素含量较高，优于谷类，也富含常量元素。赤豆、芸豆、绿豆、蚕豆等传统食用方法是整粒（与全谷物概念相符）煮或整粒粉碎做成"豆馅"，是豆沙包、豆沙月饼、豆沙汤圆等各种传统糕点的绝佳馅料。符合全谷物的应用理念，是主食的良好补充。

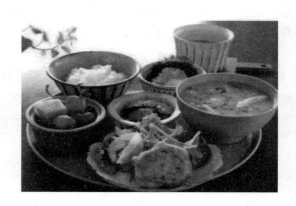

要让全谷物和杂豆走上我们的餐桌。

一是融入每日三餐主食中，做到餐餐有谷物，不仅有精白米面，还必须有全谷物和杂豆。小米、玉米、燕麦、全麦粉等都可以和精白米面搭配，加一些红豆、绿豆等，如早餐熬粥吃，午餐或晚餐中可以在面粉中和上杂粮粉制作诸如面条、馒头、糊饼等，也可以在大米中加糙米和杂粮等（以全谷物占 1/3 的比例为宜）做成米饭。浙江省天台县有一著名小吃叫玉米糊拉汰，就是将玉米粉与麦粉调成稀薄且有黏性的糊状，用手放在锅里拖拉

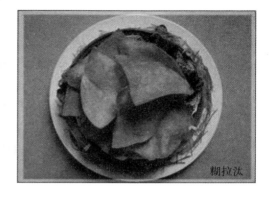

糊拉汰

成圆形的薄饼，薄如纸、圆如镜、色如金、透光亮，上面撒些葱、虾皮等，香气四溢，松酥可口，既是点心，又可佐酒，味道好极了！

二是善用炊具巧烹调。为消除全谷物口感粗糙的问题，可充分发挥炊具的作用，例如采用电饭煲、高压锅烹煮各种杂粮粥类，采用电蒸锅蒸玉米、土豆、甘薯等，常可得到香气扑鼻、食物绵软的效果。同时，全谷物食物若与一些果仁、蜜饯类食物搭配，制作新的食物，更会得到意想不到的效果。

三是融入菜肴中。有些杂豆食物，如芸豆、花豆、绿豆等，还可做成可口菜肴，绿豆发芽后可以做拌菜或炒菜。

5.合理的食物搭配更营养

各类食物都有相应的营养素含量，利用平衡膳食的理论以及原料中的营养素分布与特点，知道和掌握科学地选择食物搭配的各种技巧，就能获得所需要的多种营养素和需要量，达到营养素利用的最大化。

（1）主食与主食：原则为粗细搭

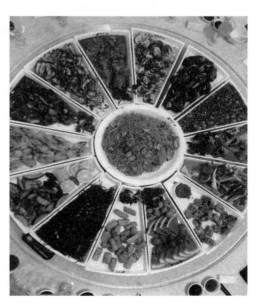

配。南方人以米饭为主，注意增加粗杂（豆）粮，弥补单一主食营养素的缺乏。

（2）主食和副食：原则为动态搭配。在现实生活中，基本有两种截然不同的现象：一是年纪大的人，主张有饭吃就行，菜只要随便吃一点就可以了；二是年轻人，主张多食肉少吃饭或不吃饭，特别是聚餐时，成为不可避免的饮食方式。实际上，这两种饮食方式都有错误之处。正确的做法是根据现实情况动态搭配，主食的具体食用量可根据食用者的能量及营养素的需求而定，劳动强度大或运动量多的，主食应适当增多，劳动强度轻、运动量少的主食量可相应减少。同样，副食也应根据各自能量及营养素的需求而摄入。

（3）副食和副食：原则为多样搭配。最考验搭配知识的是副食与副食间的平衡搭配，既要色、香、味、形好，以激发人的食欲，又要营养平衡，以有利于健康。

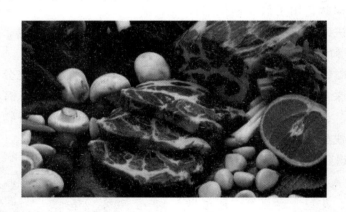

①色、香、味、形的搭配：菜的色、香、味、形好，能刺激人的感官，使人心情愉悦、食欲大增，有助于食物的充分消化与吸收。

色泽搭配：最能引起食欲的颜色是从红到橙这个范围，黄色次之，绿色尚好，紫色差。切记，无论是哪种搭配，都应以提高食用者食欲为目的，而不是单纯地追求好看。

香味搭配：香叶、肉桂、陈皮、丁香、胡椒、芥末等，芳香开胃，在肉汤中适当加些香料，不仅能提高食欲，还能增加汤的营养价值。

口味搭配：味有甜、酸、苦、辣、咸五种，无论哪一种味道，都要适度。问题出得最多的是过甜与过咸，两者都不利于健康。

形态搭配：这对偏食的儿童或胃口较差者，最为重要。形态美的菜肴会给人以美的享受，激发食欲。

②营养搭配：菜肴的营养搭配更为重要，这也是食物搭配的目的所在。每一种菜不可能含有所有的营养素，而多种食材混合就能满足机体对营养的需要。有条件的家庭可根据自己掌握的营养知识，荤素合理搭配，制定相应的食谱，再加上科学地烹调，就可以制作出一桌美味而营养的饭菜。

6.土豆做主食好

土豆（马铃薯）是一种富含碳水化合物、既可当主食又可做菜肴的良好食物，被人冠以"第二面包"的美誉。

土豆含有丰富的维生素C和钙、磷、镁、钾等重要的矿物质，且耐加热，具有提供养分、润滑肠道、吸收脂肪、吸收毒物等作用。土豆含有较多的谷类食物不具有的赖氨酸，所以其与谷类食物同食，可起到蛋白质互补的作用。土豆进入人体后，大量的淀粉吸收缓慢，不会导致餐后血糖过高，而粗纤维又可促进肠道蠕动，起到通便的作用。土豆中还含有较多的钾，有利于体内多余钠的排出，起到预防和降低血压的功效。

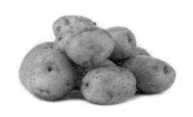

常见的薯类除土豆外，还有红薯、芋头、山药等。目前，薯类在我国可作为主食和蔬菜食用。薯类属于真正的低脂、高钾的食物，纤维素和果胶含量高，能增进肠道蠕动，有利于预防和缓解便秘的发生。此外，红薯还是 β-胡萝卜素的良好来源。

建议平均每天摄入 50 ～ 100 克薯类食物。

（1）主食化：土豆和红薯加工后是理想的主食，也可以与大米搭配做成红薯粥或红薯饭。有媒体报道，东北土豆主产区已成功开发利用土豆粉做成的馒头，无论从外观色泽还是松软度来说都相当不错，深受消费者的青睐。

（2）做菜肴：土豆是美味家常菜肴的良好食材，既适宜制作素菜，如炒土豆丝或片等，还可以制作荤菜，如土豆炖牛肉等。

（3）做零食：土豆可做成零食，如烤、炸土豆片等，但是油炸薯类食物不宜多吃。

7. 精白米面未必好

精白米面是指加工精度高的稻米和小麦，出米率低，色白，口感好，为很多人喜爱。但从营养价值来讲，大米和白面并非越白越好。因为加工精度越高，谷类中损失的营养素就越多，特别是 B 族维生素和矿物质。同时，谷类加工越精细，摄入后血糖反应越高。实验表明，同一种食物不同的烹调方法也影响血糖水平。食用煮成稀烂的米粥，在餐后一小时内的血糖水平明显高于干米饭。提示对于要控制血糖的人群来说，要避免进食用精白米长时间烧成的粥。

8. 部分对健康有益的食物

（1）玉米。玉米含有丰富的钙、磷、硒和卵磷脂、维生素 E、淀粉、油脂、生物碱类、维生素 B_1、维生素 B_2、维生素 B_6、烟酸、泛酸、胡萝卜素、果胶等成分，脂肪酸含量在谷类中居首位，有清热利湿，助消化，降低血脂和血清胆固醇的作用。玉米中含有大量纤维素，可加速大便排出，预防结肠癌、直肠癌，可健脑、增强记忆力。用玉米须 50 ~ 100 克，加红糖适量，煎水服，对黄疸型肝炎、膀胱炎有辅助治疗作用。

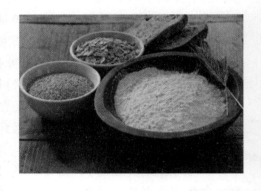

（2）燕麦。燕麦是富含碳水化合物的食物，维生素 B_1、维生素 E 含量较多，富含膳食纤维。有资料表明，燕麦片有润肠通便的作用，作为杂粮，对心脑血管疾病的预防、降低血糖生成指数等有一定的作用。

（3）红薯。红薯是薯类的主要食物。近年来发现，红薯叶富含胡萝卜素，每 100 克含胡萝卜素 5968 微克，被列入胡萝卜素含量最高的十佳蔬菜排行榜榜首。同时，红薯叶富含维生素 C，每 100 克红薯叶含维生素 C56 毫克，被列入维生素 C 含量最高的十佳蔬菜排行榜。维生素 C 具有参与体内多种重要物质代谢、抗氧化、提高机体免疫力和解毒四大功能。而不少地方的人们没有食用红薯叶的习惯，往往当作猪食使用，这是很可惜的。红薯富含膳食纤维，能促进肠道蠕动，有预防便秘的作用。有资料载明，红薯拥有一种独有的物质——脱氢表雄甾酮，具有防癌的功效，能降低癌症的发生风险。红薯作为主食食物，对减肥也能起到一定的作用。

（4）魔芋。魔芋也是一种富含碳水化合物的食物，部分常量元素含量较高。研究表明，魔芋具有提高机体免疫力，预防心脑血管疾病的作用；有专家认为，魔芋还具有干扰癌细胞代谢的作用，有助于预防癌症；食用魔芋可降低血糖生成指数，显著降低餐后血糖，对控制血糖十分有利；魔芋具有薯类食物的共同特性，既有增进肠道蠕动、预防便秘的作用，也有食后增加饱腹感，有利于减肥的作用。需要提醒的是，生的魔芋有毒，要烧煮 3 个小时以上再食用。

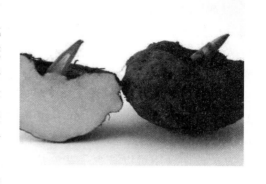

（5）芦笋。芦笋所含的营养素较一般蔬菜丰富，而能量和碳水化合物较低，含有适量的 B 族维生素，富含膳食纤维。有报道认为，芦笋具有防止癌细胞扩散的生理功效，故被誉为"抗癌食品"。

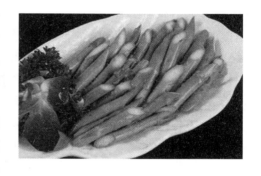

（6）卷心菜。卷心菜属十字花科蔬菜，该类蔬菜富含植物化学物，如异硫氰酸盐，其主要的生理作用是能提高机体免疫力，增强抗氧化、抗突变和防肿瘤能力。研究表明，日常膳食中增加蔬菜的进食数量，能降低心血管疾病和胃肠道癌症的风险，而十字花科蔬菜在这方面的作用显得尤为突出。

（7）芹菜。芹菜相对于普通蔬菜来说，营养素的种类和含量非常突出。每100 克芹菜叶含胡萝卜素 2930 微克，在蔬菜中仅低于红薯叶和胡萝卜，属胡萝卜素含量最高的蔬菜之一，被列入胡萝卜素含量最高的十佳蔬菜排行榜。而胡萝卜素具有维持视觉功能（维持良好的暗光视觉）、维持皮肤黏膜完整性、维持和促进免疫功能、促进生长发育和维持生殖功能。每 100 克芹菜叶还含维生素 A 487 微克。另外，每 100 克芹菜叶含维生素 B_1 0.08 毫克，含量在蔬菜中名列前茅。同时，芹菜还是高血压病人传统的首选食品，被称为"降压菜"。

但人们以往的饮食习惯往往只吃芹菜的茎枝，很少吃芹菜叶，这一饮食习惯需要加以纠正。

（8）西兰花。西兰花俗称青花菜、绿花椰菜，为深色蔬菜。营养成分全面，矿物质成分比其他蔬菜更全面；维生素种类齐全，每100克西兰花含维生素A1202微克（RE），含量名列蔬菜前茅。维生素C、叶酸含量丰富，维生素C比番茄等一般蔬菜都高得多，每100克西兰花含51毫克，列入维生素C含量最高的十佳蔬菜排行榜；有研究认为，长期食用可以减少一些癌症的发病概率；同时，西兰花对高血压、心脏病、糖尿病也有一定的预防和调节作用。

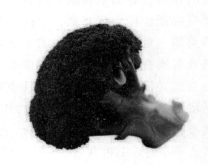

（9）菠菜。菠菜热量低，色泽鲜绿、营养丰富，每100克含胡萝卜素2920微克，略低于芹菜叶，被列入胡萝卜素含量最高的十佳蔬菜排行榜。含有维生素A，每100克含维生素A488毫克，以及B族维生素、维生素C、铁（脱水后每100克菠菜含铁25.9毫克）、钙（脱水后每100克菠菜含钙411毫克）及膳食纤维，具有通肠导便、补铁补钙、促进生长发育、防治缺铁性贫血和心血管疾病，以及保护视力的作用。菠菜是蔬菜中含钙量最高的一种，但由于同时含较多草酸，直接影响钙的吸收，需要在烧菜前先用开水焯一下去掉部分草酸，以利钙的吸收。

（10）韭菜。韭菜能量低，因具有清香味而能提振人的胃口。韭菜富含膳食纤维，有利肠道蠕动，故有预防便秘的功效。

（11）番茄。番茄含有较多的维生素A、维生素B、维生素C、糖类、柠檬酸、苹果酸、膳食纤维和矿物质等，其所含番茄红素具有抗氧化功能，具有预防癌症的功能。多吃番茄能预防感冒，强化脑细胞功能，改善肌肤状况，具有一定的美容功效。

（12）萝卜。萝卜是各地传统的家常菜，民间广泛流传着"冬吃萝卜夏吃姜"的养生偏方。萝卜缨（小萝卜）维生素C含量与西兰花相同，每100克含维生素C51毫克，红心萝卜每100克含钾量高达385毫克，列入钾含量最高的十佳蔬菜排行榜。钾具有四大生理功能：参与糖和蛋白质代谢，维持细胞正常的渗透压和酸碱平衡，维持神经肌肉的应激性，维持心肌的正常功能。因此，常吃萝卜有助于身体保持健康。

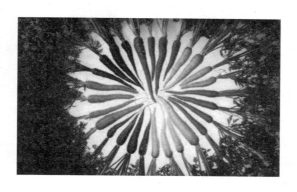

（13）胡萝卜。胡萝卜属深色蔬菜（橘红色），富含胡萝卜素，每100克含胡萝卜素4130微克，仅次于红薯叶，被列入胡萝卜素含量最高的十佳蔬菜排行榜名单。胡萝卜是含维生素A最多的几种蔬菜之一，每100克胡萝卜含维生素A688微克。另外，胡萝卜也是植物中含维生素B_1相对较多的，每100克含维生素$B_1$0.05毫克。胡萝卜营养丰富，应作为人们日常膳食的重要食物加以选择。

（14）金针菜（黄花菜）。金针菜富含胡萝卜素，每100克金针菜含胡萝卜素1840微克，被列入胡萝卜素含量最高的十佳蔬菜排行榜。金针菜还含有丰富的膳食纤维，每100克金针菜含膳食纤维7.7克，在膳食纤维最高的十佳蔬菜排行榜中排名第二，仅次于鱼腥草（根）。膳食纤维具有维护肠道健康、调节血糖、增加饱腹感与调节体重、预防脂代谢紊乱、影响矿物质吸收和预防癌症等六大生理作用。需要特别提醒的是，鲜金针菜含有秋水仙碱，人食用后会引起食物中毒，因而必须用开水烫瘪后捞出再烹调食用。

（15）洋葱。洋葱含有钙、磷、铁等矿物质和多种维生素，是唯一含前列腺素的植物，能减少老年斑，清除体内代谢废物，延缓衰老。洋葱能促进血凝块溶解，降低血脂，扩张冠状动脉，增加外周血管血流量，因此，常吃洋葱对防治心血管疾病有益。洋葱因含有维生素C，能促进表皮细胞对血液中氧的吸收，有利于细胞修复。洋葱能增进食欲，帮助消化，具有缓解咳嗽、防腐、抗菌、降血糖、降血压、镇静、镇痛、消炎、止咳、驱虫等作用。

（16）姜。姜含辛辣和芳香成分的挥发油，具有解表、散寒、温中、兴奋、发汗、止吐等功效，热量很低，含有丰富的钾，少量的维生素。姜的好处不在于提供营养，而在于它具有多种保健功效。姜的抗氧化能力在根茎类食物中名列前茅。姜所含的姜酮醇可以抑制血小板凝集，是对抗心血管疾病的利器。姜含有植物杀菌素，可治疗多种细菌、原虫引起的疾病。姜还具有减轻关节疼痛，减少孕妇妊娠呕吐，缓和晕船呕吐及化疗引起的恶心呕吐等作用。姜含较多的油树脂，能抑制人体对胆固醇的吸收，防止肝脏和血清胆固醇的蓄积。

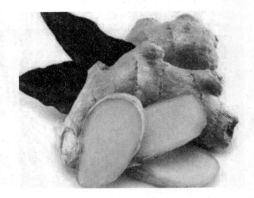

（17）大蒜。大蒜是世界各地民间食疗佳品，具有解毒杀虫、消肿止痢之功效，内服外用均可。常用于治疗疮疡、疥癣、肺结核、百日咳、腹泻、痢疾及肠道寄生虫，也可预防流感等。大蒜的功能可归纳为抗菌、止痛、镇静、防癌、强精等。大蒜吃法有讲究，应先把它切成薄片，放在空气中15分钟，与氧气结合后产生大蒜素，因为大蒜本身不抗癌，大蒜素才抗癌，大蒜的功效主要是大蒜素，如果煮熟了，大蒜素减少，效果就变差了。每天坚持吃大蒜，能降低血压和血清总胆固醇。由于大蒜素有蒜臭味，嚼茶叶或饮一杯牛奶即可除臭。患有青光眼、白内障、结膜炎等眼疾的人最好少吃。

（18）苹果。苹果富含维生素 B、维生素 C 等维生素，以及膳食纤维，钾、钠、铁等多种矿物质，还含有苹果酸、酒石酸、枸橼酸等有机酸和芳香醇类、果胶等，可止泻通便，有明显的降血压、降血脂作用。长期坚持每天吃 1 ～ 2 个苹果，可降低对心血管有害的低密度脂蛋白胆固醇，升高对心血管有益的高密度脂蛋白胆固醇。苹果具有抗氧化作用，能增加血红素，有养颜美容功效，有人称它为"美容果"。

（19）香蕉。香蕉含糖类，蛋白质，脂肪，铁、钾、镁等矿物质和胡萝卜素、维生素 B_1、维生素 B_2、维生素 C、维生素 P 等多种维生素，几乎不含胆固醇，具有健身和保护心脏的功能，能治疗习惯性便秘、咽喉痛。

（20）黑葡萄。黑葡萄含丰富的维生素 A、糖（主要是葡萄糖）、钙、钾、磷、铁、维生素 B_1、维生素 B_2、维生素 B_6、维生素 C 等，还含有多种人体所需要的氨基酸。常食黑葡萄对缓解神经衰弱、疲劳过度大有裨益。黑葡萄制成的葡萄干是妇女、儿童和体弱贫血者的滋补佳品，但糖尿病患者不宜过量食用。

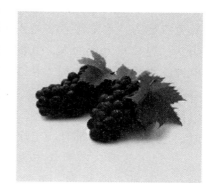

（21）西瓜。西瓜含水量高达94%，还含有蔗糖、葡萄糖、胡萝卜素、维生素 B_1、维生素 B_2、维生素 C 和钙、铁等矿物质，不含脂肪，还含蛋白酶，可帮助蛋白质消化，西瓜中的配糖体有降血压和净化身体的功能。西瓜皮用于暑湿及黄疸性水肿，西瓜所制成的西瓜霜能治咽喉肿痛和口角炎。糖尿病、贫血、体质虚寒畏冷者，不宜过量进食西瓜。

（22）木瓜。木瓜曾在 2007 年世界卫生组织提出的健康食品排行榜中成为水果系列的"新科状元"。木瓜营养丰富，具有良好的保健功能。木瓜富含维生素 C，其含量是苹果的48 倍。维生素 C 具有多种生理功能，能够清除氧自由基，增加肝细胞的抵抗力，稳定肝细胞膜，促进肝细胞再生和肝糖原合成，促进受损肝脏的修复，所以每天吃木瓜可保护肝脏。它富含多种氨基酸，能满足肝病患者的营养

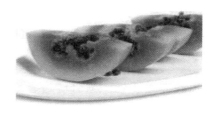

需求。此外，木瓜还富含果酸，有护肝降脂、抗炎抑菌功效，还能促进消化吸收，抗癌等。

（23）草莓。草莓含有蛋白质、脂肪、碳水化合物、钙、磷、铁、胡萝卜素、B 族维生素和维生素 C 等营养物质，具有消热解暑、润肺化痰、利尿止泻、和胃消食、防癌抗癌等功效。草莓可防治高血压、高血脂、痔疮、贫血，还可以防治动脉粥样硬化、冠心病、中风等。

（24）大枣。枣有"天然维生素丸"的美称，具有健脾和胃、益气补血等作用。经常吃大枣，可以增强身体对癌细胞的免疫能力，癌症患者多吃点大枣，可控制病变。连续吃大枣的人，其健康恢复速度比单纯吃维生素类药物的人快3倍以上。大枣对降低血液中胆固醇和甘油三酯的含量，防治高血压、动脉粥样硬化、冠心病、脑出血、神经衰弱等，都有一定疗效。

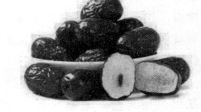

（25）菠萝。菠萝含丰富的果糖、葡萄糖、氨基酸、有机酸、各种维生素和矿物质，且富含不饱和脂肪酸，能降低体内的胆固醇。由于菠萝含有生物碱和菠萝蛋白酶，有些人吃后会出现过敏反应，如头晕、头痛、恶心、腹痛、皮疹等，故吃前应削去果皮、果刺，然后切开放入盐水中浸泡约20分钟后再吃，以防发生过敏反应。

（26）鸡肉。鸡肉中脂肪、热量、胆固醇均比牛羊肉低，含优质的蛋白质，对增强人体免疫力、激素平衡、肌肉生长发育均有良好的作用。

（27）三文鱼。三文鱼含ω-3脂肪酸，能降低胆固醇，可防治血管阻塞，预防老年痴呆。

（28）牛奶。牛奶主要提供10种基本营养素。钙：强骨健齿、增强肌肉功能、预防骨质疏松；蛋白质：促进身体生长发育、强健肌肉、促进伤口愈合；维生素A：保持免疫功能、参与眼中的视紫红质的合成、改善视力和皮肤健康；维生素B_2：促进生长与生物氧化，有助眼睛、口腔和皮肤健康；维生素B_{12}：

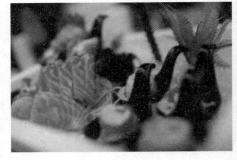

可增强大脑和神经功能；乳糖：提供身体能量、促进生长、保持身体活力；镁：健肌、传送机体能量；磷：强健骨骼和牙齿，释放能量；钾：控制血压，有助肌肉和神经功能发挥；锌：保持免疫功能，促进生长发育，还具有增进食欲等功效。

普通牛奶（全脂牛奶）脂肪含量3.8%，不低于3.2%。减脂牛奶脂肪含量不超过2%，可能会添加蛋白质和钙质。低脂牛奶脂肪含量低于1.5%，但营养与全脂牛奶一样，且钙质丰富。脱脂牛奶脂肪含量不到0.15%，但加入了固体牛奶，保持奶味。改良牛奶为高蛋白质、高钙、铁强化或者低乳糖的牛奶。

　　100%牛奶经发酵制成的酸奶，其味道酸甜可口，营养素、能量密度均较高，含有营养素多达20余种，能促进胃酸分泌，加强消化功能。不仅保留鲜奶原有的营养价值，而且提高了蛋白质、脂肪及钙、磷、铁等的吸收率，促进婴幼儿及老年人的营养吸收。酸奶需在4℃以下冷藏保存。

　　（29）豆腐。大豆含有丰富的营养素。大豆蛋白属全价蛋白，是优质植物蛋白，不仅氨基酸组成比较好，而且几乎含有人体所需的所有必需氨基酸。大豆制成豆腐食用，人体对其蛋白质的消化吸收率高达92%～95%。大豆所含的豆固醇能降低血胆固醇，有助于预防心血管疾病。豆腐所含异黄酮能降低妇女乳腺癌的发病率，减少男士发生前列腺癌的危险，还可有效地抑制白血病、结肠癌、肺癌、胃癌等疾病的发生。大豆中的皂苷对预防动脉硬化和心脑血管疾病有一定效果，也有抑制肿瘤细胞生长的作用。

　　（30）果仁。果仁含丰富的维生素E，既能降低胆固醇，预防癌症，又能预防心脏病。

　　（31）核桃。核桃含亚油酸（植物性不饱和脂肪酸），还含蛋白质、碳水化合物、维生素B_2、维生素E、钙、磷、铁、胡萝卜素及胡桃叶醌、鞣质（单宁），具有润肠作用，可缓解便秘，对健忘症、早衰、性功能衰退、儿童遗尿、老年人腰痛均有功效，可补肺定喘，降低胆固醇。

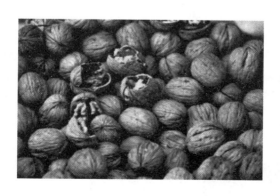

　　（32）芝麻。芝麻含油量为60%，还含蛋白质、碳水化合物、钙、铁、维

生素 A、维生素 D、维生素 E、卵磷脂、芝麻酚等。黑芝麻含维生素 E、卵磷脂等抗衰老成分，常摄入芝麻可延缓人体细胞衰老，有健脑功能。每 100 克芝麻含铁高达 50 毫克，有补血作用。芝麻所含主要为不饱和脂肪酸（油酸、亚麻油酸），可预防动脉粥样硬化、冠心病、高血压、脑血管疾病。因含有大量油脂，能预防习惯性便秘。芝麻还能改善血液循环、促进新陈代谢、延缓细胞老化，能治疗少年白发、脱发。

（33）枸杞子。枸杞子属茄科植物，具有补肾、益精、明目之功效，主要用于虚劳精亏、腰膝酸痛、眩晕耳鸣、内热消渴等症。枸杞子可补肾，治男性不育，祛风明目，预防老年痴呆。故其食疗及药用价值极高，被日本人推崇为长寿果。

（34）百合。百合含有蛋白质、淀粉、脂肪和多种维生素、生物碱，具有止咳平喘、防治失眠等功效。

（35）橄榄油。橄榄油中所含的油酸、亚油酸和亚麻酸的比例正好是人体所需的比例，这是其他植物油所不具备的。此外，橄榄油富含丰富的维生素 A、维生素 D、维生素 E、B 族维生素、维生素 K 及抗氧化物，极易被人体消化吸收。食用橄榄油有益于预防动脉硬化及其并发症、高血压、心脏病、心力衰竭、肾衰竭、脑出血，能改善消化系统功能，保护皮肤，提高内分泌系统功能，有助于保持骨密度，还具有防辐射和抗衰老作用。

9.话说夏天吃姜

俗话说，"冬吃萝卜夏吃姜，不劳医生开药方"。每到盛夏，就到了最适合吃姜的季节。生姜作为厨房里的日常佐料，食药同源，在夏季更有它特殊的作用。夏天吃姜常有以下几种方法。

（1）醋泡姜。醋泡姜是目前比较流行的一种养生食品。夏季很多人吃饭没有胃口或者消化不良，而每天吃几片用醋浸泡的生姜可以增进食欲，促进消化。

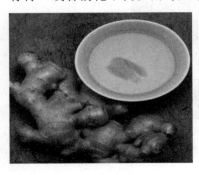

生姜具有独特的辛辣味，其含有的姜辣素（姜酚）更具刺激味蕾、改善胃肠道功能，而醋有开胃活血、消食化积的作用，两者搭配适合脾胃虚寒和消化不良的人食用。而且姜和醋均有良好的解毒作用，尤其适宜夏季饮食不洁导致的消化道疾病。

醋泡姜做法：将鲜姜切片，用米醋浸泡，

用保鲜膜包裹容器口后加盖，放入冰箱一个星期后便可食用。

（2）生姜橘皮水。夏天人们常吃冷饮和水果，容易因胃部不适出现呕吐等症状，此时，可用生姜橘皮水缓解症状。

生姜橘皮水做法：取生姜、橘皮各12克用水煎，一日2～3次分服即可。

（3）生姜茶。不少人夏季贪凉，在空调房里待的时间过长，会出现头痛、头闷、恶心、食欲低下、拉肚子等症状，俗称"空调病"。生姜具有温中散寒、发汗解表的作用，此时用生姜泡茶喝，对预防和治疗"空调病"非常有效。

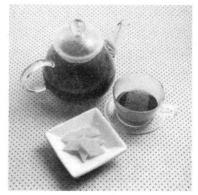

生姜茶做法：取生姜3～5片，用沸水沏开即可。此外，也可以用生姜熬粥，取大米50克，洗净后加水熬粥，快熟时加入姜片10克，煮至米熟即可，要趁热食用。

需要提醒的是，夏天如何吃姜是有讲究的，具体要注意以下几点。

（1）早晨与中午吃最好。中医认为，白天阳气旺盛，人应该适当活动，动生阳，适当吃些温补性质的生姜，可以帮助阳气生发。而晚上阴气逐渐旺盛时，阳气就要收敛起来，这时如果摄入过多的温热食物不利于阳气内收，会影响睡眠和代谢。

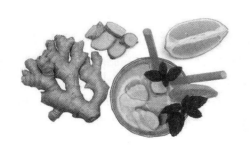

（2）吃姜并非多多益善。天气炎热时，人们容易出现口干、烦渴、汗多等热症。生姜辛温，属热性食物，故不宜多吃。

（3）阴虚火旺者不宜长期食用。凡属阴虚火旺者（如长期心烦失眠、口燥咽干、大便秘结）或患有肺炎、肺脓肿、肺结核、胃溃疡、胆囊炎、肾盂肾炎、痔疮、糖尿病，以及夏季好发的疖疮、痱子等病人，都不宜长期食用生姜。

（4）暑热或风热感冒者不宜食用。风寒感冒或淋雨后出现畏寒、发热时，食用生姜有助于寒气发散外泄，可温中暖胃。但暑热感冒或风热感冒则不宜服用生姜。

（5）腐烂的生姜千万别吃。腐烂的生姜会产生黄樟素，它是毒性很强的有机物，能使肝细胞变性，特别是对肝病患者的肝细胞损害就更大。所以，千万不要食用已经腐烂的生姜。

10.维护肠道健康

研究表明，久坐的生活方式、不健康的饮食习惯和吸烟是引发结肠癌、直肠癌的危险因素。常吃油炸食物的人群，其癌症的发病率远远高于不吃或极少进食油炸食物的人群；腌制食品由于在腌制的过程中产生大量致癌物质，并加入了过量的人工添加剂，使结肠癌、直肠癌、鼻咽癌等恶性肿瘤的发病风险大为增高。世界卫生组织已有令人信服的循证研究证明，烟熏盐浸加工肉制品致结肠癌。

研究表明，坚持健康的饮食习惯和合理的膳食模式能有效降低结肠癌、直肠癌的发生风险。合理的膳食模式具有食物多样化、以谷类食物为主、高膳食纤维与低盐低糖低脂肪摄入的特点，这种膳食模式大多摄入较高水平的蔬菜、水果、豆类及其制品、鱼类和海产品等，红肉类及饱和脂肪酸的摄入较少。下面向您推荐保护肠道的几个健康食品。

（1）膳食纤维含量多的食物。膳食纤维主要来源于植物性食物，如谷薯杂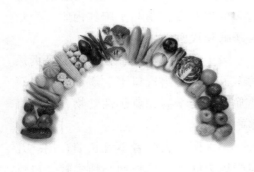豆类和蔬果类食物，被称作人体肠道的清洁工。膳食纤维是指植物性食物中不能被人体消化吸收的部分物质（多糖）。近年来，随着营养科学研究的不断深入，人们越来越多地发现不少疾病的发生都与膳食纤维有关。膳食纤维根据其水溶性不同，可分为可溶性纤维与不可溶性纤维，它们都不能被人体吸收，却能在人体内发挥特有的生理作用。特别是不可溶性纤维，质地较硬，主要存在于粗粮和蔬菜当中，能够促进肠道的蠕动，增加肠内容物的体积，减少粪便在肠道中停留的时间，防止致癌物质与易感的肠黏膜之间的长时间接触，从而有效地降低结、直肠癌的发病风险。中国营养学会建议正常成年人每天摄入膳食纤维为 25～30 克。

（2）橄榄油。橄榄油是由新鲜的油橄榄果实直接冷榨而成的，不经加热和化学处理，保留了天然营养成分，被认为是迄今所发现的油脂中最适合人体营养的油脂。橄榄油除抗衰老、利智健脑、预防骨质疏松、美容等保健功能外，还具有抗癌作用，它能降低结、直肠癌的发生风险。

（3）白肉。白肉一般指鱼肉、虾肉、贝类、鸡肉、鸭肉、兔肉等，纤维细腻、脂肪含量相对较低，含有较多的不饱和脂肪酸，对人体的生理功能具有重要作用。研究表明，过多摄入红肉（所有哺乳动物的肌肉，如猪、牛、羊肉）和烟熏盐浸加工肉制品会增加结、直肠癌的发生风险，因此，多吃白肉替代红肉可避免这类风险的发生。

（4）坚果。有学者研究提出，坚果的摄入量与结肠癌、直肠癌、子宫内膜癌和胰腺癌发病率之间呈反比例关系。果仁中富含不饱和脂肪酸、矿物质、维生素 E、B 族维生素、优质蛋白质以及植物化学物等重要营养素，具有保护心脏、抗癌、抗炎症及抗氧化等作用。

11.对特殊人群的建议

（1）婴幼儿。6 月龄内的婴儿应坚持纯母乳喂养，婴儿配方奶是不能纯母乳喂养时的无奈选择。从 7 月龄开始，婴儿应随母乳量的减少而逐渐增加辅食量，首选添加强化铁的婴儿米粉、肉泥等富铁的泥糊状食物，再逐步过渡到谷物为主、食物多样的膳食模式。

（2）儿童青少年。培养规律就餐、自主进食、不挑食偏食的良好饮食习惯，注意全谷物和杂豆摄入量。

（3）孕妇乳母。主食中适当增加粗粮的占比，避免过多摄入精细米面而导致能量过剩。

（4）老年人。膳食应食物多样化，保证食物摄入量充足，做到少量多餐。谷类食物应煮软烧烂，如软饭、稠粥、细软的面食等，少吃汤泡饭。老年人的消化能力弱，粗粮吃多了会导致肠胃不适。

【知识链接】

1.食物的血糖生成指数

摄入食物后，食物中的碳水化合物经过消化分解成单糖后，进入血液循环，进而影响血糖水平。由于食物进入人体后消化速度不同，吸收程度也有差异，故而使葡萄糖进入血液的速度有快有慢，数量有多有少。因此，即使含等量碳水化合物的食物对人体血糖水平的影响也各不相同。

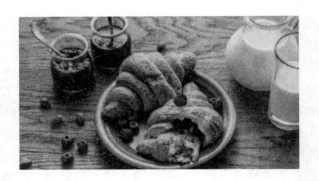

"食物血糖生成指数"是指含50克可利用碳水化合物的食物与相当量的葡萄糖在一定时间（一般为2个小时）体内血糖反应水平的百分比值，反映的是食物与葡萄糖相比升高血糖的速度和能力。一般把葡萄糖的血糖生成指数定为100。

血糖生成指数（GI）是衡量食物引起餐后血糖反应的一项有效指标。通常把食物血糖生成指数分为三类，大于70为高GI食物，55～70为中GI食物，小于55为低GI食物。食物的GI受多种因素影响，包括食物加工、烹调方法及膳食中所含的蛋白质、脂肪和膳食纤维数量等。常见食物的血糖生成指数如表5所示。

表5　常见食物的血糖生成指数

食物名称	GI	食物名称	GI	食物名称	GI
大米饭	83	甘薯（红，煮）	77	菠萝	66
馒头（富强粉）	88	芋头（蒸）（毛芋）	48	香蕉（熟）	52
白面包	106	山药	51	猕猴桃	52
面包（全麦粉）	69	南瓜	75	柑橘	43
面条（小麦粉,湿）	82	藕粉	33	葡萄	43
烙饼	80	苏打饼干	72	梨	36
油条	75	酸奶	48	苹果	36
玉米（甜，煮）	55	牛奶	28	鲜桃	28
玉米糁粥	52	胡萝卜	71	柚子	25

续表

食物名称	GI	食物名称	GI	食物名称	GI
小米饭	71	扁豆	38	葡萄干	64
大麦粉	66	四季豆	27	樱桃	22
荞麦面条	59	绿豆	27	麦芽糖	105
燕麦麸	55	大豆（浸泡，煮）	18	葡萄糖	100
土豆（煮）	66	花生	14	绵白糖	84
马铃薯泥	73	西瓜	72	果糖	23
蜂蜜	73				

注：引自杨月欣主编《食物血糖生成指数》。

需要注意的是，血糖生成指数低的食物并不表示可以多吃。研究发现，果糖虽然属于低血糖生成指数（GI 为 23），但若摄入过多，可能会引起腹泻和血甘油三酯升高。西瓜的血糖生成指数虽较高（GI 为 72），但碳水化合物的含量较低，少量摄入对血糖水平的影响并不大。由此可见，食物的 GI 应结合食物摄入量考虑，这对指导糖尿病病人和肥胖人群的饮食是十分重要的。

2.食物加工和血糖生成指数关系

从表 5 可以看出，谷类加工越精细则 GI 越高，如小麦面条的 GI 为 82，而面包（全麦粉）则为 69；与精白米饭 GI 为 83 比较，加工程度较低的全谷物的 GI 相对较低，如燕麦麸 GI 为 55，玉米糁粥 GI 为 52，均属于低 GI 食物。

同一种食物因烹调方法不同也会影响血糖水平。比如，蒸煮较烂的米饭在餐后 0.5 ～ 1.0 小时内血糖水平明显高于干米饭；煮粥时间较长或加碱，在增加黏稠度的同时增加了血糖应答。因此，糖尿病病人不宜喝熬煮时间较长的精白米粥，以防血糖快速升高。

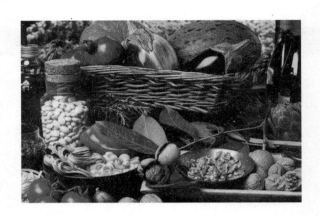

　　另外，食物混合的营养素成分不同，对血糖生成指数也有一定的影响。有研究以碳水化合物为基础，分别加入富含蛋白质、脂肪、膳食纤维的食物做成的 9 种混合饭菜，发现加入蛋白质和膳食纤维类食物的混合餐均可降低血糖生成指数，而加入脂肪类食物的混合餐对降低血糖生成指数的作用不明显。

　　3. "食物相克"的真伪

　　社会上一直流传着所谓"食物相克"的舆论，这有科学依据吗？

　　营养学和食品安全理论并没有"食物相克"的说法。迄今为止，在现实生活中还没有出现过真正由于所谓"食物相克"导致的食物中毒及相关报道。所谓"食物相克"致人死亡的说法，很有可能是偶然巧合，或是食物中毒引起，也有可能是特殊体质产生的食物过敏，而并非所谓食物"相克"。

　　社会上所谓"食物相克"的证据，一是认为食物中含有大量草酸、鞣酸，与钙结合影响营养吸收。比如，"菠菜和豆腐不能一起吃"的说法流传广泛，其实菠菜中的草酸虽然能与豆腐的部分钙结合，但影响不大，没有被结合的钙仍可被人体吸收利用。何况菠菜和豆腐中还含有蛋白质、多种维生素、矿物质、膳食纤维及其他有益健康的植物化学物。草酸极易溶于水，菠菜在沸水中焯 1 分钟即可去除大部分草酸，再烧豆腐就是补钙健骨的绝配菜肴。二是认为与食物间发生化学反应有关。比如，"虾和水果相克"的观点是虾中的五价砷和水果中的维生素 C 发生化学反应，可生成三氧化二砷（砒霜）而引起中毒。我国食品安全标准对海产品中的砷有限量规定，砒霜中毒剂量是 50 毫克，根据转换系数计算，即使虾含有的砷达到最高限量，并有足够的维生素 C 转化，也相当于 1 个人要吃 40 千克虾，才能达到中毒剂量。

有营养学专家曾对所谓"食物相克"的食物，如大葱＋蜂蜜、红薯＋香蕉、绿豆＋狗肉、松花蛋＋糖、花生＋黄瓜、青豆＋饴糖、海带＋猪血、柿子＋螃蟹等，用小鼠、猴子、狗进行实验研究，其中7组更由研究者做人体试食试验，结果均没有观察到任何异常反应。中国营养学会曾委托兰州大学对100名健康人进行所谓"相克"食物试食试验，包括猪肉＋百合、鸡肉＋芝麻、牛肉＋土豆、土豆＋西红柿、韭菜＋菠菜等，连续观察一周，也均未发现任何异常反应。诸多研究进一步表明，"食物相克"之说是不成立的。

4. 正确看待营养强化食品和营养素补充剂

营养强化食品是指在食物加工过程中添加了人体必需，但日常膳食中又容易缺乏的营养素。比如食盐加碘和添加了维生素 B_1、维生素 B_2、烟酸，以及钙、铁等微量营养素的强化食品。

营养素补充剂是指由一种或多种人体必需的微量营养素组成的产品，如多种维生素和矿物质营养素补充剂、钙铁锌营养素补充剂等。营养素补充剂与营养强化食品的区别在于它不以食物为载体，既不是药物，又不能替代食物，而是作为膳食营养的补充品，用来弥补营养不足。营养素补充剂一般为胶囊、片剂、口服液等剂型。

食用营养强化食品和营养素补充剂应注意以下两个方面。

（1）对于一般健康人群来说，除碘等个别营养素外，通常可以通过食物多样化获取各种充足的天然营养素，没有必要与膳食同步使用营养素补充剂或营养强化食品。只是由于某些原因导致正常膳食不能满足营养需要时，可在营养师或医师指导下选择使用适当的营养素补充剂或营养强化食品，而不是盲目食用，越多越好。

（2）应在营养师或医师指导下，按照缺什么补什么的原则，有针对性地选择所需要的营养素补充剂产品。选购前应注意阅读营养标签，弄懂所含营养素的含量及适宜人群，合理使用。

5. 维生素A含量高的食物

维生素A含量高的食物来源于两部分：一部分来源于动物性食物提供的视黄醇；另一部分来源于富含胡萝卜素的黄绿色蔬菜和水果。下面列举常见的10种食物（按含量由高到低排列，含量接近的视作同一种，下同）。

（1）动物（羊、牛、鸡、鹅、猪、鸭）肝脏。动物肝中维生素A的含量远远超过奶、蛋、肉鱼等食品，具有维持正常生长和生殖机能的作用；能保护眼睛，维持正常视力，防止眼睛干涩、疲劳；维持健康的肤色，对皮肤的健美具有一定的作用。肝中铁质丰富，是补血食品中最常用的食物。尤其是猪肝，其营养含量是猪肉的 10 多倍。经常食用动物肝脏还能补充维生素 B_2，其构成黄酶辅酶，参与氨基酸、脂肪酸和碳水化合物代谢，参与细胞的正常生长，促进铁的吸收和储存，因而适量食用肝脏对防治缺铁性贫血有重要作用。肝脏中还具有一般动物性食品不含的维生素 C 和微量元素硒，能增强人体的免疫功能、抗氧化、防衰老、阻断自由基致病。

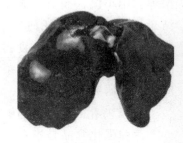

在食用动物肝脏时要注意购买新鲜、经检疫合格的动物肝脏，并须炒熟煮透才能吃。同时，动物肝脏不宜天天食用，一般每周至多吃 1 ~ 2 次就可以了。

（2）鸭蛋黄与鹅蛋黄。蛋黄中的维生素种类齐全，包括所有的脂溶性维生

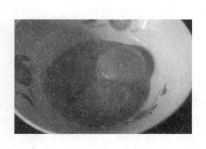

素（维生素 A、维生素 D、维生素 E、维生素 K）和所有的 B 族维生素、微量的维生素 C；脂肪以单不饱和脂肪酸为主，其中一半以上为油酸（油酸是橄榄油当中的主要脂肪酸），有助于减少心血管疾病的发病风险。蛋黄之所以呈浅黄色，就是因为其中含有核黄素，即维生素 B_2，它可以预防口角炎、舌炎、唇炎等。另外，蛋黄中的矿物质包括钙、磷、铁、锌、硒等，且含量相当丰富，营养价值很高。

（3）枸杞子。枸杞子含枸杞多糖、甜菜碱、阿托品、胡萝卜素、叶黄素、维生素 A、维生素 B_1、烟酸及多种氨基酸。枸杞多糖能够增强非特异性免疫功能，提高抗病能力，具有抗氧化、提高人体免疫功能、抗衰老、抗肿瘤、清除自由基、养肝明目等作用。所含有的类胡萝卜素是能分解形成维生素 A 的重要维生素 A 原。

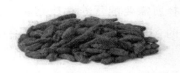

（4）豆瓣菜。豆瓣菜也叫西洋菜，是我国南方地区的常见菜品。豆瓣菜营养丰富，含有较多的蛋白质、维生素 C、铁、钙等。豆瓣菜富含维生素 A 和异硫氰酸盐，具有一定的抗癌作用。中医认为，豆瓣菜味甘、略苦、性寒，具有

清热解毒、润肺止咳、利尿等功效，有"天然清燥救肺汤"的美誉。另外，豆瓣菜还有通经的作用。女性在月经前多吃些豆瓣菜，能缓解痛经、月经过少等症状。

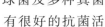

（5）紫苏（鲜）。紫苏中含有芳樟醇，其对大肠杆菌、变形杆菌、葡萄球菌及多种真菌有很好的抗菌活

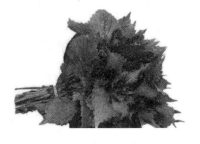

性，具有很好的抗菌消炎功效；所含亚麻酸是构成人体组织细胞的主要成分，一旦缺乏易导致免疫力降低；所含丁香油酚具有抗菌、降血压、健胃的功效。现代药理研究发现，紫苏还含黄酮类、氨基酸、多种维生素及钙、钾、镁、锌、铁等微量元素，具有解热、抗血栓、升高血糖、止咳平喘等作用；也可用于风寒感冒、胸闷、呕吐等。

（6）西兰花。详见本读本第 22 页相关内容介绍。

（7）白薯叶。白薯叶即红薯叶，其中富含维生素 A，300 克左右的白薯叶就可以满足人体一天的维生素 A 需求量，多吃还可以强化视力。另外，白薯叶中富含黄酮类化合物，可以促进母体乳汁的分泌，是产后妇女较好的食物选择；丰富的抗氧化物质有助于提高免疫力；膳食纤维可以促进肠道蠕动，有助消化，是便秘患者缓解病情的良好选择。

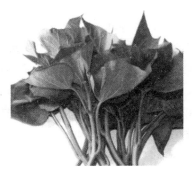

（8）早橘。早橘中含有丰富的糖分、有机酸和多种维生素，其中维生素 C 含量较高，能促进伤口愈合，提高免疫力，有预防感冒的功效，还能增强肝脏解毒功能，使胆固醇转化，降低血清胆固醇和血脂的含量。橘子的皮、络、核、叶各部分都有各自的疗效：橘皮含挥发油之黄酮苷成分，有扩张冠状动脉，增加冠状动脉血流量的作用，也可以和生姜加红糖、煎服，止咳化痰；

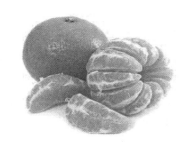

橘络含丰富的维生素P，具有强化微血管韧性，防止破裂出血的功效；橘核具有理气止痛功用，可治疝气、睾丸肿痛等病症；橘叶能疏肝理气、散结止痛。

（9）胡萝卜（红）。胡萝卜含β-胡萝卜素、多种维生素、木质素、烟酸、

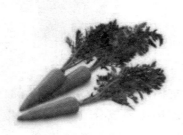

蛋白质、脂肪、糖类、钙、磷、铁等物质，有降血压功效。其中，β-胡萝卜素会在体内转化成维生素A，可改善夜盲症、眼干燥症症状，且能增强人体抵抗力，抑制自由基，预防癌症，降低血液中胆固醇。所含琥珀酸钾盐是降压药的有效成分，常吃胡萝卜可缓解高血压引起的头痛。

（10）芹菜叶。芹菜叶柄水分含量高，能量低，含有丰富的钾，是高血压病人的首选食品，被称为"降压菜"。它对血管硬化、神经衰弱亦有辅助治疗作用。芹菜含铁量较高，是缺铁性贫血患者的佳品。经常吃些芹菜，对防治痛风也有效果。芹菜能增加食欲，可刺激胃肠蠕动，促进排便。芹菜叶中含有的胡萝卜素和维生素C比茎多，因此不要将能吃的嫩叶扔掉。此外，低血压患者慎食。

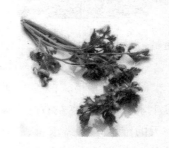

6. 维生素 B_1 含量高的食物

维生素 B_1（硫胺素）含量丰富的食物有谷类、豆类及干果类。动物内脏（心、肝、肾）、瘦肉、禽蛋中含量较高。加工和烹饪可造成维生素 B_1 的损失，损失率为30%～40%。

（1）葵花子仁。葵花子仁就是老百姓俗称的瓜子，含丰富的维生素 B_1、维生素E、多种不饱和脂肪酸、优质蛋白、钾、磷、钙、镁、硒等营养素，有抗衰老、提高免疫力、预防心血管疾病的作用。所含的植物固醇和磷脂能够抑制人体内胆固醇合成，预防动脉硬化。炒后的葵花子仁性温燥，多食容易引起口干、牙痛等"上火"症状，应适当控制炒制后的葵花子仁食用。

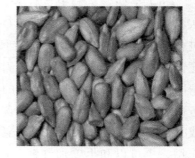

（2）花生仁（生）。花生仁是最常见的一种坚果，可直接生吃，也可以烹饪做美食，还可以加工成食用油。花生含有多种维生素，如维生素 B_1、维生素 A、维生素 E、维生素 C 和胡萝卜素，不含胆固醇，还含有膳食纤维和钙、铁、磷、钾、钠、锌、硒、铜、锰等多种微量元素。丰富的维生素润肤抗衰老；不饱和脂肪酸具有抑制人体对胆固醇的吸收、促进胆固醇降解代谢等作用，从而降低血液中胆固醇含量，阻止动脉粥样硬化；花生仁（生）的皮能补脾胃之气、增加血小板的含量，还能促进骨髓造血，对血友病和某些体内出血患者有一定功效。

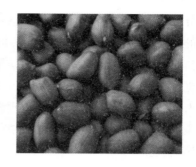

（3）黑芝麻。黑芝麻含有多种人体必需的氨基酸和维生素，能加速人体的

代谢。含有的铁和维生素 E 可以预防贫血、消除血管内胆固醇；含有的脂肪大多为不饱和脂肪酸，是良好的食用油提炼原材料；每百克黑芝麻中含钙接近 800 毫克，也是补钙佳品。黑芝麻中钾高钠少，有利于控制血压和保持心脏健康。黑芝麻还具有乌发润发、养颜润肤、抗衰老等功效，一般人群均可食用，素食者、脑力工作者应多吃黑芝麻，患有慢性肠炎者禁食。

（4）芸豆。芸豆营养丰富，B 族维生素、蛋白质、钙、铁等含量都很高，其中 B 族维生素的含量高于鸡肉，鲜豆还含丰富的维生素 C。芸豆中的皂苷类物质能促进脂肪代谢，是减肥者的理想食品。芸豆属于高钾、低钠、高镁食品，适合心脏病、动脉硬化、高血脂、低血钾症和忌盐患者食用。芸豆中独有的皂苷、尿毒酶等成分，还具有提高人体免疫能力、激活淋巴细胞等功效。

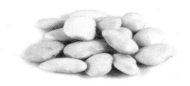

（5）玉米面（白）。美国等发达国家将玉米列为谷类食物中的首位保健食品，称其为"黄金作物"。玉米面既保留了玉米的营养成分，又改善了粗粮面食品口感不好和不易消化的缺点，脂肪、磷元素、维生素 B_2 的含量居谷类食物之首，含有大量的卵磷脂、谷物醇、维生素 E、亚油酸、纤维素等，具有降血压、降血脂、抗动脉硬化等多种生理功效，是糖尿病

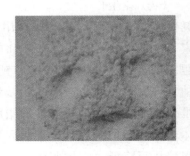

人的适宜食品。玉米面中还含有丰富的膳食纤维，能促进肠道蠕动，减少结肠癌的发生。

（6）青稞。青稞是一种重要的高原谷类作物，也是世界上麦类作物中 β－葡聚糖最高的作物，含量是小麦的 50 倍，β－葡聚糖可以通过减少肠道黏膜与致癌物质的接触起到预防结肠癌的功效。青稞的可溶性纤维和总纤维含量均高于其他谷类作物，膳食纤维含量是小麦的 8 倍，不仅可以补充膳食纤维，还能强化消化功能，具有预防便秘的作用。青稞还富含 B 族维生素、维生素 C 等，所含的钙、磷、铁、铜、锌、锰、硒等矿物质都高于玉米。青稞含有 18 种以上氨基酸，所含的人体必需氨基酸比较齐全。

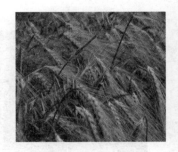

（7）鸡蛋黄（生）、小米。鸡蛋是营养价值很高的食物。鸡蛋中蛋白质含量为 12% 左右，脂肪含量为 10% ～ 15%，主要集中在蛋黄部分。鸡蛋中维生素种类齐全，钙、磷、铁、锌、硒等矿物质含量也很丰富。蛋黄中的脂肪以单不饱和脂肪酸为主，以油酸为代表，有降低血胆固醇、甘油三酯和低密度脂蛋白胆固醇（俗称坏胆固醇），升高高密度脂蛋白（俗称好胆固醇）的作用，因而能降低心脑血管疾病的发生风险。

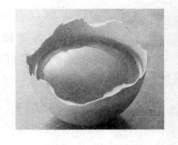

小米是中国传统的主要粮食作物，其中蛋白质、脂肪、碳水化合物含量较高，维生素 B_1、矿物质的含量都高于大米，磷含量是大米的 2 倍，维生素 E 含

量为大米的 4 倍，膳食纤维是大米的 4 倍，钾高钠低，含量比为 66 : 1，淀粉含量高达 70%，是较好的能量食物。小米的食用功效多，有滋阴养血的功能，有助于产妇虚寒体质的调养，对消化不良有调理功能，还能解除口臭，有助于男女维持生殖力正常，如能防止男性阴囊皮肤脱屑和女性会阴瘙痒、白带过多等。此外，还能维持性功能、保持生殖功能健康，促进胎儿的正常发育，避免出现骨骼发育延缓。

（8）豆腐皮、紫红糯米（血糯米）。豆腐皮是中国传统美食，其含有丰富的优质蛋白，营养价值较高，富含的卵磷脂可以防止血管硬化，预防心血管疾病；含有多种矿物质，其中钙含量较高，可以防止因缺钙引起的骨质疏松，促进小儿骨骼生长。制作豆腐皮的原料大豆中含有大豆异黄酮，可调整乳腺对雌激素的反应，还可以有效预防结肠癌、肺癌、胃癌等。一般人群皆可食用，更是高脂血症、高胆固醇、肥胖者、血管硬化等人群的理想食物。

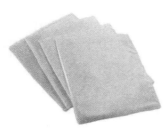

紫红糯米（血糯米）是稻米中的珍贵品种，富含碳水化合物、蛋白质、B 族维生素、钙、铁、钾、镁等，对少年白发、妇女产后虚弱、病后体虚以及贫血、肾虚均有很好的补养作用，尤其适宜减肥期间食用。一般人群均可食用，有发热、咳嗽、痰稠黄以及肠胃功能较差者，不宜过多食用。

（9）高粱米、荞麦。高粱脱壳后即为高粱米，蛋白质中醇溶性蛋白质较多，色氨酸、赖氨酸等人体必需的氨基酸较少，人体不易吸收。维生素中维生素 B_1、维生素 B_6 含量与玉米相近，泛酸、烟酸、生物素含量多于玉米。

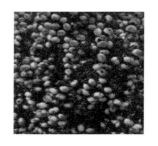

荞麦蛋白质中含有丰富的赖氨酸成分，铁、锰、锌等微量元素比一般谷物丰富，膳食纤维是一般精制大米的 10 倍，具有很好的营养保健作用；含有的烟酸成分能增强机体解毒能力，还具有扩张小血管和降低胆固醇的作用；含有的黄酮成分具有抗菌、消炎、止咳、平喘等作用，因此荞麦有"消炎粮食"的美称。

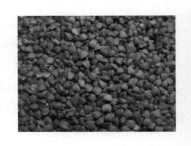

（10）腰果。腰果含有丰富的油脂，维生素 B_1 的含量较高，还富含蛋白质、淀粉、碳水化合物、钙、镁、钾、铁和维生素 A、维生素 B_2、维生素 B_6，其中蛋白质是一般谷类作物的 2 倍。腰果中含有的微量元素可以软化血管，对防治心血管疾病有益，还有美容养颜、利尿降温、缓解便秘、增强抵抗力等功效。但腰果油脂丰富、脂肪含量高，过多摄入会增加肝脏负担，致人发胖，另有多种过敏原，应引起注意。

7. 维生素 B_2 含量高的食物

自然界中富含维生素 B_2 的食物不多。动物性食物含维生素 B_2 相对较高，特别是肝、肾和蛋黄等。植物性食物主要有菇类、胚芽和豆类。

（1）大红菇。红菇是所有红菇的总称，而大红菇是红菇类的佼佼者，有"蘑菇之王"的美誉，分布地区极广，属野生稀有珍贵食用菌，营养丰富、肉质清甜、无特殊气味。

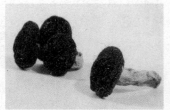

正红菇含有 5 种多糖类抗癌物质、多种氨基酸、碳水化合物、多种矿物质和维生素，并含有其他食品中稀少的烟酸等。具有降低血液中的胆固醇、抑制癌细胞、提高正常糖代谢和机体免疫之功能，以及滋阴、补肾、润肺、活血、健脑、养颜等功效，经常食用，能强身健体、延年益寿。特别是对素食人群来说，是补充植物蛋白质的良好来源。

（2）香杏丁蘑（干）。香杏丁蘑是一种菇类，风味独特，营养价值极高，矿物质含量丰富。香杏丁蘑（干）中含有特殊的菇类多糖，可以起到一定的抗癌、防癌作用。又因为含丰富的膳食纤维，具有通便排毒的功效。其中所含的大量的矿物质和蘑菇多糖还有提

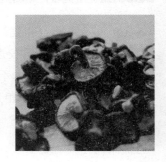

高机体免疫力的功能。

（3）动物（猪、羊、牛、鸭）肝脏（详见维生素 A 含量高的食物）。

（4）羊肾。羊肾含有蛋白质、脂肪、碳水化合物、胆固醇，还含有维生素 A、维生素 B_1、维生素 B_2、烟酸、维生素 C、维生素 E 等多种维生素以及磷、镁、铁、锰、钾、锌、铜、钙等多种矿物质。中医认为，羊肾有一定药用价值和食疗价值，可以促进骨骼成长、保持肌肤细嫩、牙齿坚固，对耳鸣耳聋、头晕目眩、精神疲乏等症状有一定调理作用。女性吃羊肾有美容养颜的功效。

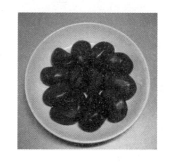

（5）冬菇（干）。干冬菇嫩滑香甜，烹、煮、炸、炒多种烹调方式皆宜，荤素佐配都能制成美味佳肴。冬菇含有丰富的蛋白质和多种人体必需的微量元素，是防治感冒、降低胆固醇、防治肝硬化和具有抗癌功能的优秀保健食品。

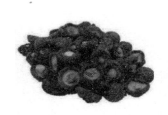

（6）香菇（干）。香菇包括花菇、冬菇、香覃三种菇类，三者外貌相似，营养价值相近。

（7）猪肾。猪肾含有锌、铁、铜、磷、维生素 A、B 族维生素、蛋白质、脂肪、碳水化合物等营养成分，具有补肾疗虚、生津止渴的功效，也可用于治疗肾虚腰痛、水肿、耳聋等，血脂偏高者、高胆固醇者忌食。

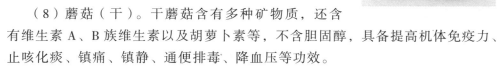

（8）蘑菇（干）。干蘑菇含有多种矿物质，还含有维生素 A、B 族维生素以及胡萝卜素等，不含胆固醇，具备提高机体免疫力、止咳化痰、镇痛、镇静、通便排毒、降血压等功效。

（9）紫菜（干）。干紫菜含碘量很高，含有丰富的蛋白质、碳水化合物、不饱和脂肪酸、维生素和矿物质，以及大量的可溶性膳食纤维。紫菜中胡萝卜素和维生素 B_1、维生素 B_2 及维生素 E 的含量均比鸡蛋、牛肉和蔬菜高，干紫菜中还含有丰富的具有生物活性的维生素 B_{12}。干紫菜可用于治疗因缺碘引起的甲状腺肿大，还能有效降低胆固醇，增强机体免疫力。

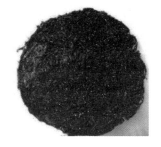

（10）黄鳝。

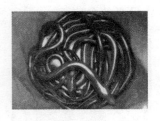

黄鳝的脂肪中含有丰富的DHA（二十二碳六烯酸，俗称脑黄金）和卵磷脂，有助于提高记忆力，食用鳝鱼肉还有补脑健身的功效。鳝鱼肉含有多种维生素，尤其是维生素B_2含量较高，有助于改善视力，特有的鳝鱼素能降血糖和调节血糖，加之脂肪极少，因而是糖尿病患者的理想食品。但黄鳝不易消化，不宜过量食用，甚至还可能引发旧症。

8.维生素C含量高的食物

维生素C含量高的食物主要有新鲜蔬菜与水果，尤其是绿黄色系蔬菜和色彩鲜艳的水果。

（1）刺梨（木梨子）。刺梨维生素C含量是当前水果中最高的，是柑橘的50倍，猕猴桃的10倍，具有"维生素C之王"的美称。此外，刺梨还富含糖、维生素、胡萝卜素、有机酸、多种氨基酸以及过氧化物歧化酶，具有消食、健脾、养阴补虚等功效，一般人群均可食用，胃寒者不宜过多食用。

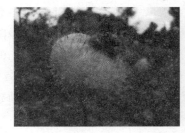

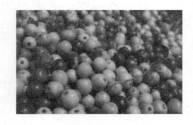

（2）酸枣。新鲜的酸枣中含有大量的维生素C，含量是柑橘的30倍，还含有大量维生素E，可以促进血液循环，保持皮肤、毛发的光泽，舒展面部皱纹，含有的酸叶酮对冠心病也有较好的疗效。酸枣具有很好的开胃健脾、生津止渴、消食止滞的疗效，常喝酸枣汁可以益气健脾。一般人群均可食用，心脏病患者尤其适合食用。

（3）枣（鲜）。鲜枣中含有丰富的维生素C，经常食用鲜枣能降低患胆结石的风险。另外，枣还能提高人体免疫力、抑制癌细胞，富含钙和铁有利于防治骨质疏松，是青少年和女性补血的理想食疗选择。

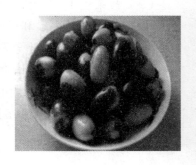

（4）沙棘。沙棘果实营养丰富，其果实中含有多种维生素、脂肪酸、微量元素、亚油素、沙

棘黄酮、超氧化物等活性物质和人体所需的各种氨基酸。其中，维生素 C 含量极高，每 100 克果实中，维生素 C 含量可达到 200 毫克左右，是猕猴桃的 3 倍。用沙棘叶可制作保健茶。沙棘油中含有大量的维生素 E、维生素 A、黄酮等，具有抗疲劳、增强机体活力及抗癌等特殊作用。

（5）扁蓄菜（竹节草）。扁蓄菜作为中药材之一，选作食材应谨慎。含有扁蓄苷、槲皮苷、没食子酸、咖啡酸等成分，有利水通淋、杀虫止痒的作用，用于淋病、小便不利、黄疸、疥癣、痔疾等症。

（6）苜蓿、无核蜜枣。苜蓿营养丰富，每 100 克鲜嫩叶中含维生素 A 440 微克、胡萝卜素 2640 微克、维生素 C 118 毫克、钙 713 毫克、磷 78.0 毫克、钾 497 毫克、镁 61 毫克、铁 9.7 毫克、硒 8.53 微克，还含有维生素 K、苜蓿酚、苜蓿素、大豆黄酮等成分，具有清热利尿、补血止血、通便排毒等功效。

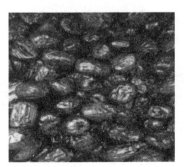

无核蜜枣富含钾元素，还有大量对人体有益的镁、铜、烟酸和维生素 B_6 等，属于营养价值较高的食品，能起到提高机体免疫力，抑制癌细胞发展，降低胆固醇，养血安神，益气生津的作用。

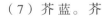

（7）芥蓝。芥蓝色泽翠绿，口感清脆，味道可口，是许多人喜爱的绿叶蔬菜。它富含维生素 C、β－胡萝卜素、维生素 A 等多种人体健康所需的营养素，在维持人体健康方面起着重要的作用。

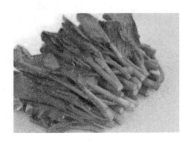

芥蓝中含有有机碱，味道甘苦，具有刺激味

觉神经的功能，能提振食欲，还能促进胃酸分泌，促进营养物质的消化吸收，并有治疗饮食积滞的作用。

芥蓝中含有丰富的膳食纤维，在胃肠道中吸水能够增强饱腹感，并可促进肠道蠕动，减少粪便在肠道的停留时间，改善便秘程度，降低直肠癌、结肠癌的发生风险。芥蓝虽好，但胆囊炎患者、经期女性不适合吃。

（8）芥菜。芥菜含有维生素 A、B 族维生素、维生素 C 和维生素 D，能参与机体重要的氧化还原过程，激发大脑对氧的利用，起到提神醒脑、解除疲劳的作用；能解毒消肿，抑制细菌毒素的毒性，促进伤口愈合；其特殊鲜味和香味有开胃和帮助消食的作用；含有的胡萝卜素和大量食用纤维素，具有明目与通便的作用。

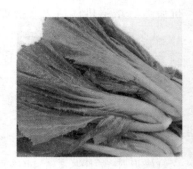

（9）豌豆苗。豌豆苗富含维生素 C、B 族维生素、胡萝卜素和钙质，有利尿、止泻、消肿、止痛和助消化等作用。豌豆

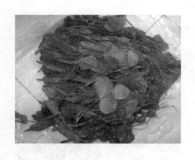

苗性微寒，对因多吃煎炒食物及烟酒过度而致口腔发炎、牙龈红肿、大便燥结、小便金黄等情况有一定的改善作用。豌豆苗捣碎涂在皮肤上，可去掉肌肤上的油脂，使肌肤光滑，又有夏季防晒的功效。选购豌豆苗，以茎粗叶大、新鲜肥嫩者为佳。

（10）猕猴桃。猕猴桃含有丰富的碳水化合物、膳食纤维、维生素和微量元素，尤其是维生素 C、维生素 A 和叶酸的含量较高。食用猕猴桃有清热降火、润燥通便、增强人体免疫力的作用；有抑制基因突变的作用，对癌症病变有一定的预防作用。其还富含精氨酸，对降低冠心病、高血压、心肌梗死、动脉硬化等心血管疾病的发病有一定功效。

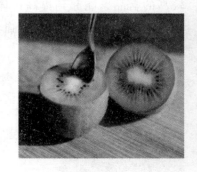

食用猕猴桃后不要马上饮用牛奶或吃其他乳制品。

9.钙含量高的食物

钙是食物中分布最广泛的营养素之一，钙摄入量高低需要考虑含量和食用量。奶粉、奶酪、液态奶等奶制品是钙的主要来源。豆类、坚果类及小鱼小虾也是钙的良好来源。

（1）螺蛳。螺蛳，又称石螺，如今已是餐桌上的常见美味。螺蛳含钙量极高，还含有磷、镁、硒、铁、钾、铜等多种矿物质。螺蛳虽然是肉质食物，但蛋白质含量并不高，每100克的螺蛳中仅有7.5克的蛋白质。另外，螺蛳中还含有异亮氨酸、蛋氨酸、亮氨酸等多种人体必需的氨基酸。一般人群都可以食用螺蛳，但脾胃虚寒、风寒感冒、女性月经期间以及产后不宜食用。

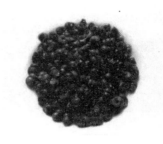

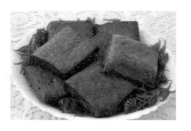

（2）奶酪。奶酪是牛奶、奶油混合凝结后排干水分后形成的乳制品，具有增强机体抵抗力的功效，既可以当成小吃或者正餐，又可以作为调味品、甜品的原料。新鲜奶酪经常用于烘焙，大都在冰箱冷藏，也可以短时间在室温条件下保存。不要食用表面已经长有霉菌的奶酪，以避免食物中毒。

（3）芥菜干。新鲜的芥菜富含维生素A和维生素C，还有钾、叶酸等。加工成芥菜干之后，水分减少，维生素A和维生素C的比重就更高了，其功效同新鲜芥菜一致。

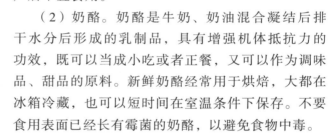

（4）芝麻酱。芝麻酱是经芝麻炒制、调味等加工而成，成品呈泥状，有浓郁的炒芝麻香味。它既可以作为调味品，又具有独特的营养价值，功效同黑芝麻一致。

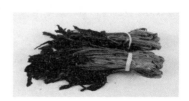

（5）豆腐干。豆腐是中国人饮食中非常重要的一种食物，不同类型的凝固剂做出的豆腐的质地和味道各不相同。相对应的豆腐干

更是丰富和延伸了豆腐的食用价值。豆腐干不但有多种加工、烹饪方法，而且营养也十分丰富。豆腐干中含有多种矿物质，能补充钙质，所含人体必需的8种氨基酸比例也适合人体需要，含有的卵磷脂可清除血管壁的胆固醇，具有保护心脏的功效。

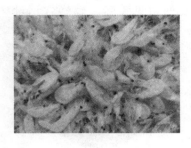

（6）虾皮。虾皮矿物质种类、数量丰富，铁、钙、磷的含量较高，蛋白质含量也较高，尤其以钙含量丰富为大众广泛接受，每100克虾皮钙含量约为991毫克，是缺钙人群补钙的极佳途径。虾皮还有很好的通乳作用，能缓解神经衰弱，预防心血管疾病，含有的虾青素有极强的抗氧化作用。

（7）榛子（炒）、奶皮子。干燥处理后的榛子富含镁、钾、钙、磷、锌、维生素B_1、维生素B_6、维生素E、叶酸、泛酸等，所含的脂肪中88%是不饱和脂肪酸，所含的脂溶性维生素更易为人体所吸收，对体弱、病后的人有很好的补养作用。还具有降低胆固醇的作用，对视力也有一定的保健作用。

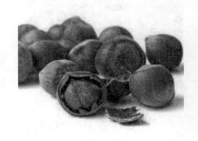

奶皮子是属于比较独特的奶制品，奶皮子中维生素B_1的含量是非常丰富的，可以预防和治疗眼部干燥。奶皮子

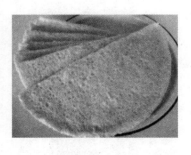

能够刺激雌激素分泌，促进女性雌性激素和孕激素合成，利于女性美胸。奶皮子中的钙元素丰富，多种维生素也能促进钙的有效吸收，可以强壮骨骼。

（8）黑芝麻、奶酪（干）。见维生素B_1含量高的食物、钙含量高的食物部分。

（9）苜蓿。见维生素C含量高的食物部分。

（10）白芝麻、全脂奶粉、芥菜。白芝麻各类营养成分与黑芝麻大致相同，见维生素B_1含量高的食物。

全脂奶粉是由鲜牛奶消毒后经浓缩、喷雾、干燥等工序制成的，其各类营养成分有国家标准，主要包括优质蛋白质、脂肪、多种维生素以及钙、磷、铁等矿物质，可作为能量来源。鲜奶加工成奶粉后，维生素C遭到破坏，所以全脂奶粉中维生素C含量极少。因奶粉加工过程中颗粒变细，相较牛奶更易于消化。

芥菜见维生素C含量高的食物。

10.铁含量高的食物

铁广泛存在于各种食物中，但吸收利用率相差较大。一般动物性食物铁吸收率均较高，动物肝脏、血、畜肉、禽肉、鱼类是铁的良好来源。

（1）油菜（芸苔）。油菜，又名芸苔、苔菜等，是绿叶蔬菜的代表食材，口感清脆，维生素C含量较高，超过普通水果，钙、铁的含量高于白菜，还能提供β-胡萝卜素、维生素B_2、钾、镁、膳食纤维等营养素，一天摄入500克油菜，就能满足人体对钙、铁、维生素A和维生素C等的生理需求，能起到降低血脂、解毒消肿、促进肠道蠕动、增强机体免疫、促进血液循环等食疗作用。

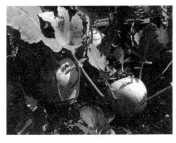

（2）珍珠白蘑（干）。珍珠白蘑在我国广泛种植，含有菇类特有的菇类多糖，具有防癌抗癌作用，每100克珍珠白蘑含有铁190毫克、钙24毫克、维生素A 220微克，还含有维生素B_1、维生素B_2、维生素E等，不含维生素C和胆固醇。还具备宣肠益气、清热利湿等功效，是较为理想的食材。

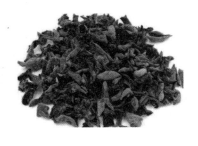

（3）黑木耳。黑木耳在传统上是既可做药材，又可食用的食物。黑木耳含有菌菇类所共有的多种基本营养素和植物化学物，具有较高的食用价值和增进健康的特点，成为人们喜爱的、与香菇齐名的食物。黑木耳富含铁，每100克黑木耳含铁高达97.4毫克，在菌菇类中名列前茅。黑木耳还含有一定量的维生素B_2，每100克黑木耳含维生素$B_2$0.44毫克。黑木耳被认为具有增强免疫功能、抗菌、抗病毒、抗肿瘤、改善肝功能及降低血黏度等功能。因此，黑木耳应成为人们经常食用的食物。

（4）紫菜（干）。见维生素B_2含量高的食物部分。

（5）蘑菇（干）。见维生素B_2含量高的食物部分。

（6）芝麻酱、桑葚。芝麻酱见钙含量高的食物。

桑葚含有丰富的活性蛋白、维生素、氨基酸、胡萝卜素、多种矿物质等成分，桑葚中的脂肪酸具有分解脂肪、降低血脂、防止血管硬化的作用。桑葚含有的乌发素能使头发富有亮泽，促进脂肪、蛋白质及淀粉的消化，含有的白藜芦醇是一种有效的抗氧化剂，能降低血小板聚集，预防动脉硬化，含有的芦丁可以预防结肠癌。

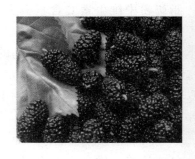

（7）芥菜干。见钙含量高的食物部分。

（8）鸭肝。鸭肝与其他动物类肝脏的营养及功效类似，富含蛋白质和各种维生素、无机盐，还含有大量易吸收的铁元素等，建议定期食用包括鸭肝在内的动物肝脏。

（9）蛏子、羊肚菌。蛏子生活在浅海泥沙中，味道鲜美，是比较普遍的海产食品。蛏子肉含丰富蛋白质、钙、铁、硒、维生素 A 等营养素，100 克蛏子含铁 34 毫克、钾 140 毫克、钙 134 毫克、磷 114 毫克、硒 55 毫克、钠 175 毫克、维生素 A 59 微克，具有补阴、清热、除烦、解酒毒等功效，孕妇慎食。

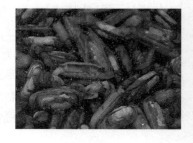

羊肚菌是菌类中珍稀的食药两用真菌，各种菌类营养成分大致相似。

（10）南瓜粉、河蚌。南瓜粉就是南瓜的粉末，含有丰富的维生素 A、维生素 C、叶酸、铁、钾、铜、镁等维生素和微量元素，脂肪含量却非常低，能有效预防高血压和糖尿病，还有防中毒和抗癌的功能，适宜高血压、冠心病、高血脂、糖尿病患者等人群食用，有脚气、黄疸者不宜食用。另外，南瓜粉不宜与羊肉同食。

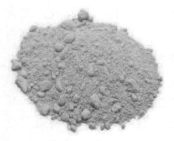

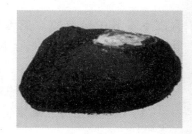

河蚌含有脂肪酸、蛋白质、钙、磷、铁、维生素 A、维生素 B_1 等多种营养素，尤其富含锌。河蚌肉具有滋阴平肝、明目防眼疾等作用。

（11）车前子（鲜）、脱水菠菜。每100克车前子（鲜）含量较高的成分有铁25毫克、磷175毫克、钙309毫克、维生素C 23毫克、维生素A 975微克，还含多量黏液、车前子酸、车前子苷、车前烯醇酸、琥珀酸、腺嘌呤等，有利水通淋、渗湿止泻、清肝明目、清热化痰的作用，主要用于药用。

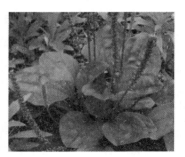

菠菜是四季常见蔬菜，营养丰富，维生素含量较高，被誉为"维生素宝库"，每100克脱水菠菜含有铁26毫克、钾919毫克、钙411毫克、镁183毫克、磷220毫克，含有维生素A 488微克、维生素C 80毫克，糖尿病、高血压、便秘者更宜食用。

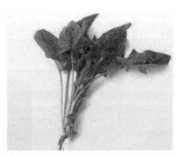

11. 如何吃烧烤

不少儿童少年和年轻人都喜欢吃烧烤，但对烧烤的健康隐患以及应该如何吃烧烤并不一定了解，现做简要的介绍。

（1）烧烤的健康隐患。

①减少营养素的利用率。动物性食物在烧烤过程中会产生"梅拉德反应"效应，随着香味的散发，蛋白质发生变性，氨基酸也遭到破坏，维生素流失，严重影响营养素的摄入。

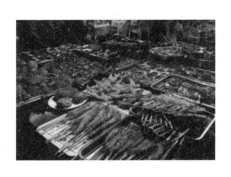

②致癌隐患。鱼和肉类中的核酸在梅拉德反应中，与大多数氨基酸在加热分解时产生基因突变物质，这些物质可能会导致癌症的发生。另外，在烧烤的环境中，也会有一些致癌物质通过皮肤、呼吸道和消化道等途径进入人体内而

诱发癌症。据了解，由于畜禽鱼类直接在高温下进行烧烤，被分解的脂肪滴在炭火上，食物脂肪焦化产生的热聚合反应与肉里的蛋白质结合，就会产生一种叫苯并芘的高度致癌物质，并附着于食物表面。经检测，烤肉用的铁签上黏附的焦屑中的苯并芘含量高达每千克 125 微克，在人流高峰期，不仅危害食用者，还危害过路人群，产生"被动吸烟"效应。专家认为，如果爱吃被苯并芘污染的烧烤食品，致癌物质会在体内蓄积，有诱发胃癌、肠癌的风险。同时，在吃烧烤食物的过程中，由于烟熏和盐腌的鱼或肉中含有较多的胺类，进入胃后在胃酸的作用下与亚硝酸生成亚硝胺，亚硝胺是一种强致癌物质，兼具致畸、致突变的作用。流行病学调查表明，人类某些癌症，如食道癌、胃癌、结肠癌和膀胱癌等可能与亚硝胺有关。

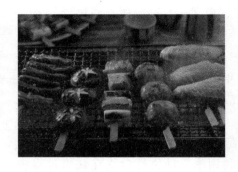

③消化系统影响。烧烤食物多为肉类，加之胡椒、辣椒、孜然等调料，会刺激胃肠道蠕动、消化液分泌，可能损伤胃肠黏膜，且易使人上火。口腔一般耐受的温度最高为 50～60℃，食物过烫会使食道黏膜被烫伤，容易形成溃疡，如此反复会进一步发展成食道肿瘤。

④食源性感染。烧烤采用的食物可能由于来源、贮藏不当，或因未烧熟烧透，存在感染细菌、寄生虫等风险。

⑤重金属中毒。烧烤时常用锡箔纸、铝箔纸包裹食物，以避免烤焦和焦烟附着于食物，但若其包裹的食材中添加了调味酱、柠檬汁等，其中的酸性物质会将锡箔、铝箔中的锡、铝析出，混入食物被人体吸收，长期食用易造成锡、铝中毒。

（2）烧烤可以这样吃。烧烤危害这么大，还能吃吗？答案是肯定的，只要减少或避免烧烤的危害，注意烧烤的方法，减少食用的次数（每个月 1～2次），烧烤还是可以吃的。建议做到以下 6 个选用。

①选用安全的烧烤方式。尽可能选择炉烤、电烤等较温和的烧烤方式，或者采用新式烤架（炭火在两侧，食物放在中间烤，油脂滴不到炭火上），可有效减少苯并芘的产生。同时，烧烤要选择通风换气条件良好的地方，降低空气中的油烟浓度。

②选用安全的包裹方式。烧烤时优先选用卷心菜叶、玉米叶、粽叶、笋壳、茭白壳等来包裹食物（尤其是动物性食物）或作为底垫；若必须使用锡箔、铝箔纸，则烤前不加调味酱、柠檬汁等酸性调味品，可在食用前再加。

③选用合适的距离、温度、时间。烧烤时食物距离火源不宜太近，选择烤箱、烤炉的应将温度设定在160℃以下。烧烤前应将肉类食物充分解冻，最好先加工至半熟，肉切片，勤翻动，使食物受热均匀，减少烧烤时间。避免吃刚烤好的高温食物。烧烤不宜作为夜宵，易增加消化系统负担，降低睡眠质量。

④选用合适的肉制品。肉制品尽可能选择肥肉少、去掉皮的，因为肥肉含脂肪多，烧烤时产生油滴使致癌物增多；各种速冻丸子中含有很多添加剂，一般不耐高温，烧烤时分解产物对人体有一定影响。

⑤选用合适的调料。烧烤肉类时若腌汁过于浓稠容易烤焦，应尽量选择稀薄的腌汁，或用醋、柠檬制作的腌汁，能够在肉表面形成保护层，可避免烤焦。

⑥选用新鲜蔬果搭配吃。新鲜蔬菜、水果能量低，富含维生素、矿物质、膳食纤维和植物化学物，既可增加饱腹感从而减少肉类摄入，又可吸附烧烤食物中的有毒有害物质，缩短粪便在肠道的停留时间，减少人体吸收。

另外，要注意选用干净的、没有食物残渣黏附的烧烤签子和烤盘，避免残存的有毒有害物质的污染。

12.警惕亚硝酸盐中毒

蔬菜在生长过程中可从土壤中吸收大量的硝酸盐。新鲜蔬菜贮存过久，尤其腐烂时，或煮熟蔬菜放置过久，菜内原有的硝酸盐在其还原菌的作用下转化为亚硝酸盐；腌制不久的蔬菜往往含有大量亚硝酸盐，尤其是在加盐量少于12%、气温高于20℃的情况下可使菜中亚硝酸盐含量显著增高（但一般情况下腌制20天后下降）。

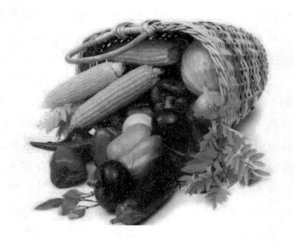

亚硝酸盐为强氧化剂，进入血液后可把血中低铁血红蛋白氧化成高铁血红蛋白，使其失去输送氧的功能，致使组织缺氧，出现青紫症状而中毒。亚硝酸盐的中毒剂量为 0.3～0.5 克，致死剂量为 1.0～3.0 克。

误食亚硝酸盐纯品引起的中毒潜伏期很短，一般仅为 10 多分钟；大量食用蔬菜等引起的中毒潜伏期一般为 1～3 小时，甚至可长达 20 小时。中毒的主要症状为口唇、指甲以及全身皮肤出现青紫等组织缺氧表现。自觉症状有头晕、头痛、无力、心率快、嗜睡或烦躁不安、呼吸急促，并有恶心、呕吐、腹痛、腹泻等症状，严重者昏迷、惊厥、大小便失禁，可因呼吸衰竭导致死亡。一旦发现亚硝酸盐中毒，应尽快送医院救治。

亚硝酸盐到底有多毒？

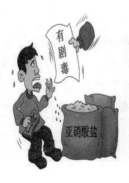

亚硝酸盐类食物中毒又称肠原性青紫病、紫绀症、乌嘴病，是指食入含亚硝酸盐类植物中毒，亦有误把亚硝酸盐当食盐用的中毒报告。亚硝酸盐能把血液中正常携氧的低铁血红蛋白氧化成高铁血红蛋白，使其失去携氧能力而引起组织缺氧。高剂量的亚硝酸盐还会产生很大毒性。成人摄入 0.3～0.5 克即可引起中毒，3 克致死。同时，亚硝酸盐还是一种致癌物质。

急救与治疗：轻症一般不需要治疗。较重者应催吐、洗胃、导泻。解毒治疗可静脉注射或口服 1% 亚甲蓝溶液，有特效，另外需给予大剂量维生素 C 和葡萄糖。

推荐二　吃动平衡最重要，健康体重维持好

【关键推荐】

1. 各年龄段人群都应天天运动、保持健康体重。

2. 食不过量，控制总能量摄入，保持能量平衡。

3. 坚持日常身体活动，每周至少进行 5 天中等强度身体活动，累计 150 分钟以上；主动身体活动最好每天 6000 步。

4. 减少久坐时间，每小时起来动一动。

【重点解读】

1. "管住嘴，迈开腿"，保持吃动平衡

能量是人体维持新陈代谢、生长发育、从事体力活动等生命活动必需的基础。食物摄入量和身体活动量是保持能量平衡、维持健康体重的两个主要因素。如果吃得过多或运动不足，多余的能量就会在体内以脂肪的形式积存下来，体重增加，造成超重或肥胖；相反若吃得过少或动得过多，可由于能量摄入不足或能量消耗过多引起体重过低或消瘦。体重过高和过低都是不健康的表现，易患多种疾病，缩短寿命。

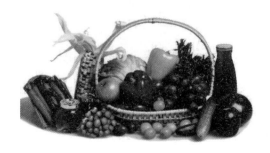

人体能量摄入的多少与食物的摄入量和种类密切相关，身体活动是人体能量消耗的重要部分。人体能量代谢的最佳状态是达到能量摄入与能量消耗的平

衡。进食量和活动量的相对比例变化影响体重变化。"管住嘴，迈开腿"，保持吃动平衡就是在健康饮食、规律运动的基础上，保证食物摄入量和身体活动量的相对平衡，使体重在一段时间之内维持在稳定水平，从而促进身体健康，降低疾病的发生风险。

"管住嘴，迈开腿"，两者同等重要，互为补充，缺一不可。

2. "少吃不动"不是吃动平衡

有人认为，如果自己少吃点，而运动量也减少点，甚至不运动，这样是否也可以算"吃动平衡"。这是一个错误的认识。食物是机体需要的营养物质的来源，"不吃"带来的问题是膳食营养素摄入不足，从而增加营养不良的风险；增加身体活动，天天运动是增强体质最有效的手段，"不动"带来的后果是影响人体的生长发育，降低机体对环境的适应能力，增加心血管疾病、Ⅱ型糖尿病、结肠癌等病的发生风险。所以，千万不要把"不吃不动"作为自己懒惰的借口，单单维持体重不变，而忽略健康的生活方式，这是极不可取的。

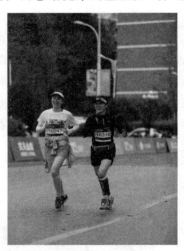

3. 如何衡量健康体重

体重变化是判断一段时期内能量平衡与否的最简便易行的指标。每个人可根据自身体重的变化情况适当调整食物的摄入量和身体运动量。如果发现体重持续增加或减轻，就应引起重视。

我们可以用体质指数（BMI）来衡量自己的体重是否健康，它的计算方法是用体重（千克）除以身高（米）的平方，例如，身高 1.60 米，体重 60 千克的，BMI 的计算如下：60÷（1.6×1.6）= 23.4，即 BMI 是 23.4，体重正常。成人体重判定标准如表 6 所示。

表6　成人体重判定标准

分　类	BMI
肥胖	BMI ≥ 28.0
超重	24.0 ≤ BMI < 28.0
体重正常	18.5 ≤ BMI < 24.0
体重过低	BMI < 18.5

来源：WS/T 428—2013 成人体重判定。

健康成年人的 BMI 应在 18.5 ~ 24.0 之间。肥胖不但影响身材，更是健康的隐患。

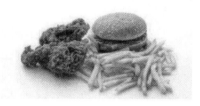

65 岁以上老年人不必苛求体重和身材如年轻人一样，老年人的体重和 BMI 应该略高。另外，对于运动员等体内肌肉比例高的人而言，上述 BMI 评价范围也不适用。

儿童青少年正处于生长发育阶段，除了可以将体重和身高作为重要的发育和营养状况指标外，也可以使用不同性别、不同年龄的 BMI 判断标准。

4. 如何保持体重的恒定

保持正常体重是健康的基础，任何年龄都应该把保持健康体重当作重要健康目标。只要平衡"吃"和"动"的关系，在满足营养需求的基础上适当运动，增强身体功能，保持健康的生活方式，就可以为健康助力。那么如何让体重维持在正常范围呢？

（1）要养成定期称重的习惯，在家里准备一台电子秤（体重秤），时常核查自己的 BMI，以了解自己的体重在什么范围。

（2）按照平衡膳食的模式准备自己和家人的食物，做到科学饮食。

（3）注意膳食能量，食不过量。

（4）养成坚持运动的好习惯，在循序渐进中改善自身的健康。

（5）保持良好的作息和生活方式。

（6）多和家人及朋友分享健康心得，培养良好的心态，积极投入生活和工作中。

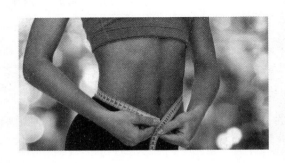

5.体重过重或过轻怎么办

对于肥胖的人，减肥不只是减重，关键是减少脂肪，运动可以帮助保持体重、减少身体脂肪。禁食的方法常常以丢失水分和肌肉为代价，并不能维持长久；不吃谷物的高蛋白饮食，只能是暂时性的减肥计划，长期食用高蛋白饮食对健康十分不利。减重计划应根据个人健康、性别、体重、活动状况而不同，坚持遵循膳食指南的指导，保持蛋白质、脂肪和碳水化合物的比例平衡。

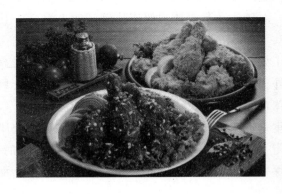

要严格控制油脂和添加糖的摄入，适量控制精白米面和肉类，保证蔬菜、

水果和牛奶的摄入充足。坚持每天中等强度有氧运动60～90分钟，每周5～7天；每2天进行一次抗阻肌肉力量训练，每次10～20分钟。

对体重过轻的人，在排除存在疾病因素后，一般有两种情况。一种是身体脂肪含量和体重都偏轻，另一种情况是脂肪含量正常，但是体重偏轻，这种情况往往发生在女性身上。对于平时没有锻炼习惯的人，建议先逐步地运动起来，然后特别注意加强力量练习，以全身的大肌肉群练习为主，每天走步或慢跑至少30分钟，每周至少5天；并做到每周增加一些运动量，循序渐进。同时，保证蛋白质的充足摄入，吃足够的瘦肉或鱼、禽肉，保证膳食能量和营养充足与平衡，以促进肌肉的增长。

6.肥胖是慢性病

肥胖本身就是一种慢性病，而且是多种常见慢性病的危险因素。根据脂肪在身体不同部位的分布情况，肥胖可以分为"苹果形"和"梨形"两种。"苹果形"肥胖者的脂肪主要沉积在腹部的皮下以及腹腔内，细胳膊细腿大肚子，又称腹部型肥胖、向心性型肥胖。"梨形"肥胖者的脂肪主要沉积在臀部以及大腿部，上半身不胖而下半身胖。由于"苹果形"肥胖者的脂肪包围在心脏、肝脏、胰脏等重要器官周围，所以患冠心病、脂肪肝和糖尿病的危险性要比"梨形"肥胖者大得多。但"梨形"肥胖者与非肥胖者相比，仍然存在着相当严重的健康危害。

所以，无论"苹果形"，还是"梨形"肥胖，都不如不胖好。

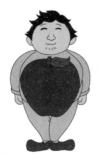 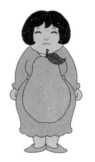

"苹果形"肥胖　　　　"梨形"肥胖

肥胖的人发生慢性病的危险性大大增加，如心脑血管疾病、肿瘤和糖尿病，都和肥胖有很大关系。此外，由于肥胖患者体重过重，脂肪堆积较多，更容易受骨关节疾病、脂肪肝、胆石症、痛风、阻塞性睡眠呼吸暂停综合征、内分泌紊乱等多种疾病的困扰。

7.如何坚持做到"食不过量"

食不过量是指每天摄入的各种食物所提供的能量不超过也不低于人体所需要的能量。不同的食物提供的能量不同，如蔬菜是低能量食物，油、畜肉和高脂肪的食物能量较高。所以，要食不过量，就需要合理搭配食物，既要保持能量平衡也要保持营养素平衡。同时，人体的进食量通常又受食欲控制，而食欲又受到遗传、胎儿和幼年期营养供给、生理需要、食物成分、烹调加工和包装形式、身体活动水平和心理状态等多种因素的影响。正常生理状态下，食欲可以有效地控制进食量，保持健康的体重，此时的食不过量就是吃饱而不吃撑。但是，由于种种原因有些人不能有效地控制进食量，满足其食欲的进食量往往要超过实际需要，造成过多的能量摄入，引起体重过度增加。在这种情况下，食不过量就意味着适当限制进食量。

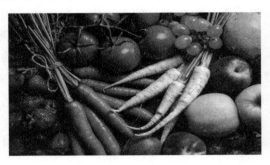

如何坚持做到"食不过量"呢？有以下窍门。

（1）少吃高油高糖的食物。学会看食品标签上的"营养成分表"，了解食品的能量值，少选择高脂肪、高糖含量的高能量食品。

（2）减少在外就餐。在外就餐或聚餐时，一般用餐时间长、菜品多，会不自觉增加食物的摄入量，导致进食过量。

（3）定时定量进餐。按时吃饭，吃饭时细嚼慢咽，不要吃得太快，以免无意中摄入过多食物。

（4）分餐制。不论在家还是在外就餐，都提倡分餐制，使用公勺公筷，盛到自己的盘中，这样可以方便计量食物的分量，避免吃得太多。

（5）每顿少吃一两口。虽然体重增加或减少不会因为短时间的一两口饭而有大的变化，但日积月累就不一样，从量变到质变，胖子是一口一口吃出来的。如果能坚持每顿少吃一两口，长此以往就能有效预防能量摄入过多引起的超重和肥胖。对于容易发胖的人，健康的体重要从控制日常的饮食做起，强调适当限制进食量，不要完全吃饱，更不能吃撑，最好在感觉还欠几口的时候就放下筷子。每天减少一点能量摄入，长期坚持才有可能控制体重增加。

8. 每天快步走6000步有益健康

快步走是最简单易行、最优良有益的身体活动，老少皆宜、四季合适。快步走适合所有人，而且有多种保健益处。只要穿上一双适合步行的鞋子和一身舒服的服装，准备一瓶白开水，无须配备其他特殊装备，就可以开始快步走了！

快步走是指中等强度的步伐速度，30～50岁身体健康的成年女性一般在4.5～6.5千米／小时，男性一般在6.0～7.0千米／小时。60～70岁以上的老年人：女性一般在2.5～4.5千米／小时，男性一般在3.5～6.0千米／小时。快步走时应感觉到呼吸速度和心跳明显加快，如同匆匆忙忙赶公交车一样。

建议成人的主动身体活动量平均每天6000步。如果坚持有规律的步行，一段时间后，一定会得到意想不到的快乐和健康，提升耐力和体能，舒缓压力，改善睡眠。

（1）每天快步行走6000步相当于是游泳30分钟、打网球30分钟、瑜伽40分钟、慢跑40分钟、骑车40分钟、太极拳60分钟。

（2）每天中等强度身体活动至少半小时，每周累计150分钟以上。

将运动列入每天的生活时间表，培养运动意识和习惯，有计划安排运动，使之成为生活的重要内容，循序渐进，逐渐增加运动量，达到每天计划量，寻找和培养自己有兴趣的运动方式，并多样结合，持之以恒，把天天运动变为生活习惯。

身体活动是指日常生活、出行和体育锻炼等各种消耗体力的活动。身体活动时，肌肉收缩，能量消耗增加。因此，身体活动对健康是有益的。走路、骑自行车、打球、跳舞、上下楼梯等都是身体活动。同样，像做饭、洗衣服、擦窗户、拖地板等家务劳动也是身体活动。但我们这里讲的身体活动主要是强调大肌肉群参与、能量消耗明显增加的活动。

身体活动量是个体活动强度、频度、每次活动的持续时间以及该活动的计划历时长度（通常为1天和1周）的综合度量。身体活动量是决定健康效益的关键。

那么，如何达到6000步目标呢？我们可以通过以下几个方面来努力。

（1）循序渐进。平常体力活动很少的人可以先每天进行15～20分钟的活动。选择使自身感觉轻松或有点用力的强度以及习惯或方便的活动，如步行、骑自行车等。给自己足够的时间适应活动量的变化，再逐渐增加活动强度和时间。

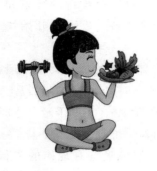

（2）持之以恒。培养运动兴趣点，设立运动目标，纳入生活计划。

（3）贵在坚持。一段时间后，同样的用力可以走得更快，说明您的体质增强，适合您运动的强度也应增加。这时可以有一个更高的目标，选择一个更长的时间和更高的强度，您的健康会因此受益更多。

如果您感觉到日常习惯的活动吃力时，可能是身体的一时不适，也可能预示身体内某种潜在疾患的发作，请勿勉强坚持，可以减慢速度或停止运动。如果这种不舒适情况持续存在，甚或有加重的趋势，则应及时就医。

9. 把身体活动融入日常工作和生活

（1）利用上下班时间。充分利用外出、工作间隙、家务劳动和闲暇时间，尽可能地增加"动"的机会；采取尽可能的方式，减少出行开车、坐车、久坐等。增加走路、骑自行车、登楼梯的机会。把身体活动融入工作和生活中，如坐公交车，提前一站下车；每周主动少驾车，骑车上班或走路上班。

（2）不久坐。办公室工作过程中，能站则不坐，多活动。例如，站着打电话、有事需去其他科室能走过去办的就不打电话、少乘电梯多爬楼梯等。每小时起来活动一下，做做伸展运动或健身操。

（3）充分利用休闲时间。休闲时间多进行散步、骑车、逛街、打球等活动。

（4）多参加集体活动。多参加单位和朋友组织的集体和劳动类活动，增加身体活动时机，愉悦心情。

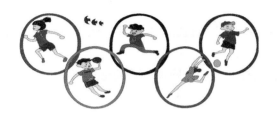

10.运动也要多样化

不同的运动形式，强度不同，锻炼的效果也不尽相同。运动和食物选择一样，也要多样化。

（1）有氧运动，如慢跑可以提高人体心肺耐力，也可以有效减少机体脂肪堆积。

（2）抗阻运动，如哑铃、沙袋、弹力带和健身器械等可以延缓运动功能丢失，增加体重，强壮骨骼、关节和肌肉，预防心血管疾病。

（3）柔韧性运动，如太极拳、瑜伽、舞蹈等轻柔、伸展的运动形式等。

11.合理运动小窍门

（1）有氧运动天天有。有规律的有氧运动可有效地增强心肺耐力，控制体重，防治高血压、高血糖和高血脂。

活动时间可以累计，但每次持续时间应不少于10分钟；运动频率应掌握在至多隔一天，最好天天运动。

（2）抗阻运动每周2～3次。可以增加或维持肌肉力量；预防和控制心脏病和Ⅱ型糖尿病；改善姿势，提高移动能力和平衡能力；预防摔倒，维持独立行为能力，提高生活质量。

（3）柔韧性练习随时做。增加关节活动度，放松肌肉，防止肌肉劳损，消除肌肉疲劳，预防肌肉损伤，提高运动效率。

以下运动方案可供您选择。

方案一：周一至周五，每天快走至少40分钟（可利用每天上下班时间，往返各走20分钟；也可以在早上、傍晚或晚上一次持续快走40分钟），周六打羽毛球30分钟。

方案二：周一、周四快走40分钟，周二、周五广场舞30～40分钟，周末打乒乓球 60 分钟。

方案三：隔天慢跑 30 分钟，周末游泳 50 分钟。可分多次进行，每次不少于 10 分钟。

方案四：快走 30 分钟和慢跑 15 分钟，隔天交替进行，周末骑自行车 40 分钟。

方案五：快走或打羽毛球、网球、乒乓球 30 分钟／天，慢跑 15 ～ 20 分钟／天，交替进行，周末爬山 1 次（50 分钟）。

12. 规律运动，寻找适合自己的方法

（1）动则有益。身体活动消耗能量是维持体重的重要方法，无论工作、交通出行和健身锻炼中的各种活动，还是爬楼梯、走路，累计起来就对健康有益。

（2）贵在坚持。保持健康体质是一个长期的过程，运动锻炼也要保持一定的频率才能增强体质、增进健康；养成多活动、勤锻炼的良好习惯，才能收到健康的益处。

（3）多动更好。适度多活动可以使自身的健康得到更多的保护，多种慢性病的患病风险会进一步降低。

（4）适度量力。每个人体质不同，同样的速度有人吃力，有人嫌慢；通过平时锻炼找到适合自己的活动强度和活动量，锻炼会更安全有效。

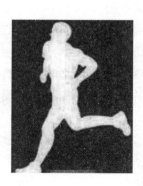

13. 科学运动，避免损伤

不同的人，适宜自己的运动也不尽相同。每个人都可以从自己的兴趣出发，摸索适合自己的运动形式，并长期坚持下去。为了避免运动中可能发生的损伤风险，人们应该学会科学运动。

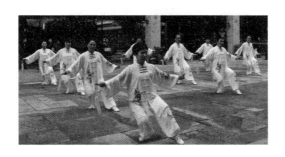

（1）每次运动前应先做一些准备活动，即平时讲的热身准备，运动开始后才逐渐增加力度，并根据天气和身体情况调整当天的运动量。

（2）运动后不要立即停止活动，应逐渐放松。日照强烈或出汗多时要适当补充水和盐（淡盐水）。

（3）步行、跑步时应穿合适的鞋袜，选择安全平整的道路。

（4）进行肌肉力量锻炼时避免阻力负荷过重，并应隔天进行。

（5）当运动中出现持续加重的不适感觉时，应立即停止运动，及时就医。

（6）老年人应该寻找适合自己的活动方式，通过有针对性的身体锻炼，在注意安全的同时，也可以有效、显著地降低跌倒的风险，如动态及静态的平衡练习、核心力量练习、下肢力量练习、柔韧性练习、协调练习等。太极拳锻炼被证明是老年人的一种有效的、显著降低跌倒风险的运动。

14.久坐危害健康

有研究表明，久坐对身体危害极大。久坐时间与高全因死亡率（全因死亡率是指一定时期内各种原因导致的总死亡人数与该人群同期平均人口数之比）相关，使糖尿病、结肠癌、子宫内膜癌发生风险增高。除了睡觉以外的长时间坐着或者躺着都称为久坐。现代生活方式很容易造成久坐，在学习或工作、出行或休闲时，都可能存在久坐的行为。例如，躺着或坐着看电视、玩手机，驾驶汽车或乘车旅行，坐着或者躺着看书、写字、用电脑工作，等等。由此产生了许多"久坐族"。久坐族通常会维持坐姿长达4个小时以上，久坐仅消耗较少的能量，会使身体的脂肪堆积，长此以往会对身体健康造成极大危害。

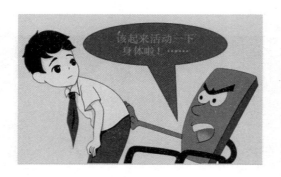

解决久坐问题的最好办法就是每小时起来活动一次，每次活动至少持续几分钟，这样小小的动作改变可以大大降低您患慢性病的风险。

15.对特殊人群的建议

（1）儿童青少年。注重营养均衡，保持适宜的体重增长；学龄儿童应保证每天累计开展至少60分钟中等到高强度的身体活动，以有氧运动为主，增加户外活动时间；培养运动习惯和爱好，如自行车、慢跑、跳绳、仰卧起坐、柔韧训练、游泳等；减少久坐少动和视屏时间。

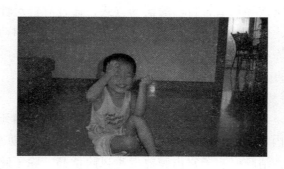

（2）孕妇。健康的孕妇每天应进行不少于30分钟的中等强度身体活动，有益于使体重增加维持在适宜范围，也有利于愉悦心情和自然分娩；身体活动可以选择走步等运动强度相对较低的方式，确保运动安全。

（3）老年人。应根据自己的体能和当天的健康状况选择适合自己的运动并调整运动量，积极参加户外活动，多开展柔韧性和平衡运动，如太极拳和瑜伽、舞蹈、健身操、金鸡独立等；不要开展过于激烈的运动，如快跑等，特别要注意运动安全，防止碰伤、跌倒；老年人应时常监测体重变化，保持适宜体重，延缓老年肌肉衰减。

【知识链接】

1.常见运动类型

（1）有氧运动。有氧运动是指人体在氧气充分供应的情况下进行的体育锻炼，如慢跑、游泳、骑自行车等，是一种全身主要肌群参与、运动持续较长并且具有节律的运动，运动中的能量来源主要是有氧代谢。有氧运动是提高心肺功能的重要方法，也是减少机体脂肪堆积的重要手段。

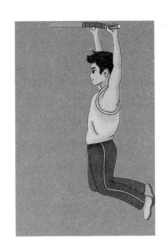

（2）抗阻运动。抗阻运动也称力量运动，是指肌肉在克服外来阻力时进行的主动运动，如利用杠铃、哑铃、沙袋、弹力带和专门健身器械等进行的抗阻力的运动形式。抗阻运动是增强肌肉力量和耐力、延缓运动功能丢失、增加体重、强壮骨骼和关节，预防慢性病的有效手段。

（3）柔韧性运动。柔韧性运动是指人体关节和关节系统的活动幅度和缓慢的伸展运动，如太极拳、瑜伽、舞蹈、健身操等轻柔、伸展的运动形式。

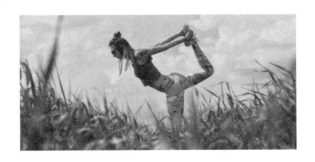

（4）骨质增强型运动。骨质增强型运动又称负重运动，是使身体各部位肌肉收缩用力、肌肉和骨骼抵抗自身重力的运动，如举重、伏地挺身、仰卧起坐及引体向上等。

2.运动量和强度判断

（1）运动量。运动量也称运动负荷，指人体在体育活动中所承受的生理、心理负荷量以及消耗的热量，由完成锻炼的运动强度、持续时间和运动频率来决定。

（2）运动强度判断。运动强度指身体锻炼对人体生理刺激的程度，其是构成运动量的要素之一，通常情况下使用最大心率的百分数和自觉疲劳／用力程度来表示，如表 7 所示。

表 7　运动强度的判断 *

运动强度	相当于最大心率百分数（％）	自觉疲劳程度（RPE）	代谢当量（MET）	相当于最大吸氧量（V_{O2max}，％）
低强度	40 ～ 60	较轻	<3	<40
中强度	60 ～ 70	稍累	3 ～ 6	40 ～ 60
高强度	71 ～ 85	累	7 ～ 9	60 ～ 75
极高强度	>85	很累	10 ～ 11	>75

注：最大心率 =220- 年龄。MET：代谢当量，1 MET=3.5 mlO_2/（kg·min）=4.18 kJ/（kg·h）。

* 引自《运动营养学》。

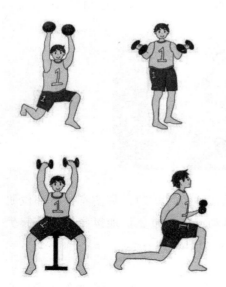

3. 何谓"经常"参与体育锻炼

"经常"参与体育锻炼是指每周参加体育锻炼或活动的频度在 3 次及以上，每次体育锻炼或活动的持续时间在 30 分钟及以上，每次体育锻炼的运动强度达到中等及以上的，这类人称为"经常参与体育锻炼"的人。他们把运动生活化、日常化，不受时间、场地、环境、气候等客观条件的影响，可以在日常生活中随时随地开展适宜的运动形式，使运动成为"经常性"。

4. 运动成为习惯好处多

运动不仅仅是减肥、保持健康体重，更重要的是增强体质，改善健康状况。

不同形式的运动会使身体产生不同的反应，有氧耐力运动使身体受益无穷。每个人都应该把身体活动当作重要的日常指标，并将其融入工作和生活中。运动对健康的益处简单列举如下：

（1）提高心肺功能，增进耐力和体能。

（2）调节和降低血脂、血压和血糖水平；提高代谢率，增加胰岛素的敏感性，调节内分泌系统。

（3）提高骨密度，预防和改善骨质疏松症；维持或增加体重，减少体内脂肪蓄积，保持健康体重；降低肥胖、心血管疾病、Ⅱ型糖尿病等慢性病的风险。

（4）调节心理平衡，减轻压力，缓解焦虑，改善睡眠；改善大脑功能，有助延缓老年认知功能的下降。

（5）肌肉力量的训练则对骨骼、关节和肌肉的强壮作用更大，有助于延缓老年人身体活动功能的衰退。

5.运动过度的征兆

运动过度会使身体过度劳累。如果肌肉与关节感到疲劳酸痛，就无法正常发挥功能，因此持续性的过度反而会使身体面临更大的受伤风险。时间一久，过度的运动还会削弱免疫系统，使女性停经。

要想避免过度运动，就应该经常关注自己的身体状况，记录每周花了多久的时间、跑了多少千米、自我感觉如何等；如有身体不适，则需要合理调整运动量。

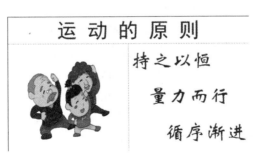

运动过度的征兆包括肌肉持续酸痛；疲劳，精力不够；沮丧；急性伤害，如膝关节扭伤等；运动成效没有进展，甚至下滑；难以入睡；紧张不安；食欲不振；生活步调完全以运动为中心，忽略对家庭与朋友的承诺；错过运动时间时会出现非理性的愤怒与罪恶感；持续出汗或大量出汗；因为免疫系统脆弱而引发感冒等小病不断。

运动应该循序渐进，不宜操之过急，并且要注意在锻炼的间歇中获得充分休息。

6.适合自己的锻炼方式是最好的

体育锻炼可以在源头上降低疾病发生的风险，实现健康保证前移，从而实现被动治疗向主动健康的过渡。

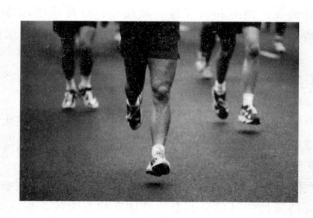

科学的锻炼要有一定的原则。首先是健康第一、安全至上的原则。通过健康的筛查、医学的检查、运动能力的测试和运动风险的评估，可以提升每个健康运动的安全指数。第二是讲究系统性和全面性的原则。其主要强调科学锻炼的类型要全面，锻炼的项目要多样化，不但要进行有氧运动、力量锻炼，还要强调柔韧性活动，建议每一名锻炼者至少有两到三项日常坚持的体育活动；在健康锻炼的部位方面，也要求身体的各个部位都能得到锻炼；锻炼环节要完整，从准备活动到开始正式的活动，再到活动后的放松拉伸才至结束。第三是个体化的原则。适合自己的体育锻炼方式是最好的锻炼方式，建议不同的人群量力而行、循序渐进，儿童、青少年应培养运动习惯，以掌握运动技能为主要目的；而对成年人在促进健康方面，要强调有一定的强度和频率，还要保持一定的锻炼时间；对老年人群，建议量力而行，保持适当的体育活动水平；对一些特殊人群，建议在专业人员的指导下开展运动健身。最关键的科学健身要坚持不懈、持之以恒，科学健身可以改变生活习惯、不良行为、作息时间以及营养膳食的平衡，科学的健身可以促进健康生活方式的形成，而健康的生活方式是每一个人健康的基石。

7.科学运动原则

2018年7月17日，国家体育总局发布了《全民健身指南》，建议人们以"三二一"的运动原则规划健身运动，即三种运动方式、两种运动强度和每天运动的时间。

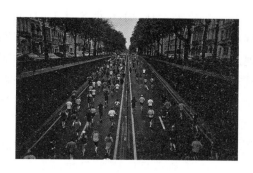

（1）三种运动方式。三种运动方式包括有氧运动、力量练习和牵拉练习。有氧运动能够增强体质、调控体重、调节心情；力量练习能提高肌肉力量、促进身体生长；牵拉练习能提高健身效果、预防损伤。每次健身过程中这三种运动方式是缺一不可的。

（2）两种运动强度。运动强度以中等强度或高强度为主。

（3）每天运动的时间。运动时间以每天运动30～60分钟为宜，并且每天都要进行牵拉练习。不同年龄段要求不一样，一般来说，成年人健身应遵循"有氧运动天天做，高强度运动选择做，每周2～3天力量练习，牵拉运动前后做"的活动原则，以有氧运动为基础，力量练习和牵拉练习都要包含在内。快走、慢跑、骑车以及深蹲卧推等都是《全民健身指南》推荐的运动方式。

老年人运动健身可以延缓衰老、调节心理。因此，除了太极拳、柔力球、半蹲、仰卧卷曲这些有氧、力量练习外，应增加平衡练习以预防摔倒，如身体前后移动、一字站立平衡、平衡移动等，同时注意牵拉。

患有高血压、高血脂或糖尿病者以及超重、肥胖、骨质疏松等特殊人群不可盲目健身，一般来说，"三高"人群应选择全身主要肌群参与的中等强度有氧运动。高血脂人群可选择游泳、蹬车或走跑交替运动，每周中等强度有氧运动超过150分钟对降低血脂有效，达到300分钟效果更好。同时，要注意增加日常身体活动量，如尽量少开车、多步行，少坐电梯、多走楼梯。糖尿病人群除快走、蹬车外，只有身体机能状态好，才可进行高强度有氧运动，如跑步。

对超重人群来说，长时间走路是最好的减肥运动方式，如果体重过重，可以先做蹬车、游泳等非体重支撑运动；相反地，支撑体重的有氧运动方式对防控骨质疏松效果更好，如快走、慢跑等，这部分人群则不适合进行游泳运动。

8.《全民健身指南》核心信息

（1）背景情况。习近平总书记在 2016 年 8 月 19 日的全国卫生与健康大会上指出，没有全民健康，就没有全面小康。要倡导健康文明的生活方式，树立大卫生、大健康的观念，把以治病为中心转变为以人民健康为中心，建立健全健康教育体系，提升全民健康素养，推动全民健身和全民健康深度融合。党的十九大报告提出"实施健康中国战略"，要倡导健康文明生活方式，广泛开展全民健身活动。

随着中国经济社会的快速发展，人们的工作和生活方式发生了改变，居民身体活动量明显减少，身体活动不足已成为我国慢性病快速发展的重要因素，体育活动已经成为增强国民体质、提高健康水平最积极、最经济、最有效的生活方式。

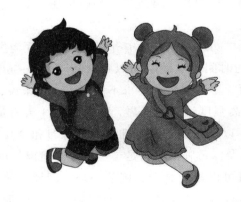

我国政府高度重视全民健身体育活动，1995 年，国务院颁布实施《全民健身计划纲要》；2007 年，中共中央、国务院下发《关于加强青少年体育增强青少年体质的意见》；2014 年，国务院下发《关于加快发展体育产业促进体育消费的若干意见》。

2016 年 10 月，中共中央、国务院印发《"健康中国 2030"规划纲要》；2017 年 6 月，国务院办公厅印发了《国民营养计划（2017—2030 年）》，同年 4 月，原国家卫计委、国家体育总局、全国总工会、共青团中央、全国妇联办公厅下发了《关于印发全民健康生活方式行动方案（2017—2025年）》，2019年7月，国家健康中国行动推进委员会印发的《健康中国行动（2019—2030年）》又提出要实施全民健身行动，对发展群众体育活动、倡导全民健身新时尚、推进健康中国建设做出了明确部署。

自1995年实施全民健身计划以来，我国群众体育事业蓬勃发展，青少年体育工作不断推进，体育活动意识明显增强；体育场馆面积不断扩大，经常参加体育活动的人口比例逐年提高，老年人体育活动形式丰富多彩，生活质量明显提高。第六次人口普查数据表明，全国人均预期寿命已达74.9岁。体育活动成为强身健体重要手段的社会氛围已经形成。

然而，我们应当看到，体育活动尚未充分发挥其在增强国民体质、提高健康水平方面的作用，距离健康中国的要求还有较大差距；调查数据显示，居民超重和肥胖率持续增加，青少年耐力、成年人肌肉力量与耐力、老年人肌肉力量等指标的变化并不乐观，癌症、高血压、糖尿病等慢性非传染性疾病的发病率呈上升趋势；体育活动在促进健康领域的诸多研究成果尚未充分应用于实践，多数居民在参加体育活动时仍存在很大的盲目性；体育健身活动在增强体质、防控疾病方面尚有很大的提升空间。因此，亟待从国家层面发布权威性的体育健身活动指南，引导居民科学地从事体育健身活动。

（2）内容解读。2018年7月17日，国家体育总局举行了《全民健身指南》（以下简称《指南》）首发式。《指南》以中国居民参加健身活动的大数据为支撑，系统地总结了中国十五年来全民健身科学研究成果，符合居民的体育活动状况和健身效果特征；由中国国民体质监测工作者和全民健身研究专家共同研制而成，由国家体育总局发布，具有权威性、科学性和实用性的特点。《指南》主要包括体育健身活动效果、运动能力测试与评价、体育健身活动原则、体育健身活动指导方案等内容。

《指南》对许多全民健身的热门话题都作了解释和说明，如体育健身活动持续多长时间比较合适、一次体育健身活动包含哪几个方面等。

《指南》认为，力量练习在一定时间内被人们忽视了，导致青少年软、弱，中老年体力不支。因此，《指南》强调了力量练习的重要性。力量练习不仅可以促进青少年生长发育，使其身体更加强壮，还可以提高中老年人群的平衡能力，防止身体跌倒导致的各种意外伤害。《指南》中还介绍了力量练习的相关方法，并提出，成年以后随着年龄增长，力量练习比例应逐年增加。

另外，根据运动健身目的，《指南》推荐了不同的体育活动方式。以增强体质、强壮身体为主要目的的人群，选择自己喜欢的、可以长期坚持的体育健身活动方式，如有氧运动、球类运动和中国传统健身运动等。

《指南》中首次包含世界冠军为全民健身做示范动作的视频，配套的127条视频时长均在 1～2 分钟，方便读者利用碎片化的时间进行练习。读者只需用手机扫一下二维码，就可以观看学习。

《指南》涵盖了不同体育运动方式的健身效果、运动能力测试与评价方法等内容，回答了不同年龄段的人群关于"练什么"和"怎样练"的关键问题，还附有最大摄氧量、握力和俯卧撑等测试与评价方法，可对身体的整体情况或单项指标情况进行精准评估，并据此为体育爱好者"私人订制"和"量身定做"个性化的体育健身方案。

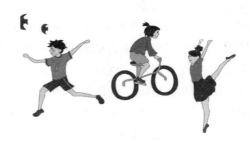

（3）体育健身活动效果。研究表明，经常参加体育健身活动可以有效地增强体质、防治疾病、提高学习和工作效率。

①增强体质，提高健康水平。体质是指在遗传性和获得性基础上表现出来的人体形态结构、生理功能和心理因素综合的、相对稳定的特征。体育健身活动可以提高人体的心肺功能、肌肉力量、柔韧性、平衡能力和反应能力，改善身体成分，从而达到增强体质、提高健康水平的效果。

a.提高心肺功能。心肺功能是影响体质与健康的核心要素之一。心肺功能低下会增加过早死亡风险。有规律的体育活动可以提高心脏收缩力量和肺活量、调节血压、降低血脂、有效改善心肺功能，切实提高健康水平。

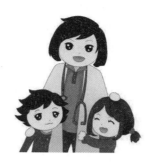

　　b.改善身体成分。身体成分是指构成身体的各种物质及其比例，一般常用身体脂肪含量和肌肉重量及其比值表示。研究证实，过多的脂肪身体，尤其是腹部脂肪增多可诱发心血管疾病、代谢性疾病等。以有氧运动为主的体育活动可增加脂肪消耗、降低身体脂肪含量、增加肌肉重量，改善身体成分。

　　c.增加肌肉力量。力量练习可以提高肌肉力量和肌肉抗疲劳能力，促进青少年成长发育，使体格更加强壮，可预防因肌肉力量衰减出现的腰疼、肩颈痛等症状；提高身体平衡能力，防止老年人跌倒，维持骨骼健康，预防和延缓骨质疏松发生，提高老年人生活质量。

　　d.提高柔韧性。柔韧性既是一种重要的运动技能，也是身体重要的活动能力。有规律的牵拉练习可提高肌肉、韧带弹性，增加青少年身体活动范围，使身体姿势优美，防止肌肉拉伤，预防和治疗中老年人关节性疾病。

　　e.提高幸福指数。体育健身活动是心理干预的有效手段。体育健身活动可增加人体愉悦感，使人精神放松，形成良好的心理状态，获得生理和心理满足感，使青少年充满朝气、中老年人充满活力，提高其幸福指数。

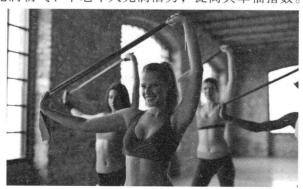

②防治疾病，提高生活质量。体育活动可以提高人体各器官功能水平，增强机体免疫力；防治疾病，特别是慢性非传染性疾病；减少由于生活方式不当、身体活动不足导致的过早死亡。例如，通过提高心脏功能和血管弹性、降低血压、减少炎症因子、调节血脂等途径，降低心血管病危险因素，有效预防心血管病的发生，促进心血管病患者康复；通过有规律的体育活动调节糖代谢，降低血糖，提高靶细胞对胰岛素的敏感性，可有效预防和控制 II 型糖尿病，延缓并发症的发生、发展，增强病患体质；通过体育活动和膳食平衡，可有效控制体重、改善生理功能，防止减重后反弹，降低与肥胖相关慢性疾病发生的风险；通过体育活动有助于增加骨量、改善骨骼结构、预防骨质疏松，并通过增强肌肉力量和平衡能力的锻炼，达到预防跌倒、提高生活质量的目的；通过体育活动可以降低乳腺癌、结肠癌、肺癌和前列腺癌等多种癌症的发病风险，减缓癌症患者术后的治疗疼痛，提高癌症患者的生存率和生活质量。世界卫生组织认为，有超过 30% 的癌症可以通过体育活动的干预达到预防效果的目的；体育健身活动可以改变大脑的化学成分，引起良好的情绪和状态反应，能有效地预防抑郁症的发生，并对轻度至中度抑郁症患者有积极的干预效果。

③提高学习和工作效率。体育健身活动可以提高人的认知能力，使人精力集中。有规律的体育健身活动可减少抑制性神经递质的释放，延缓中枢疲劳，对神经系统产生良好影响，有助于提高青少年的学习效率和学习成绩，提高成年人的工作效率。

（4）运动能力测试与评价。运动能力是指人体从事体育活动所具备的能力。运动能力测试与评价包括单项运动能力测试与评价和综合运动能力评价。人体在从事体育活动前，应对运动能力相关指标进行全面测试与评价，以便科学地制定个性化体育活动方案。在从事体育活动的不同阶段，应定期进行运动能力测试，以客观评价体育活动的效果，确保体育活动安全有效。

①单项运动能力测试与评价。单项运动能力测试包括有氧运动能力、肌肉力量、柔韧性、平衡能力和反应能力测试等。单项运动能力评价采用 5 分制，5 分为优秀，4 分为良好，3 分为中等，2 分为较差，1 分为差。

a.有氧运动能力。有氧运动能力是反映人体长时间进行有氧运动的能力，与心肺功能密切相关。有氧运动能力强，表明心肺功能好。良好的有氧运动能力是身体健康的重要标志，经常参加体育活动，可以保持并提高有氧运动能力。

最大摄氧量是评价有氧运动能力的重要指标，其测试与评价方法读者可自行查阅《指南》（以下同）附件 1。

b. 肌肉力量。肌肉力量是肌肉在紧张或收缩时所表现出来的克服或抵抗阻力的能力。肌肉力量测试指标包括握力、背力、俯卧撑、仰卧起坐、纵跳测试等。肌肉力量测试与评价方法见《指南》附件 2 至附件 6。

c. 柔韧性、平衡能力与反应能力。

第一，柔韧性是指身体活动时各个关节的活动幅度以及跨过关节的韧带、肌腱、肌肉、皮肤等组织的弹性、伸展能力。良好的柔韧性可以增加运动幅度，减少运动损伤。

第二，平衡能力是指维持身体姿势、控制身体重心的能力。平衡能力是静态与动态活动的基础。良好的平衡能力可以有效地预防因跌倒引起的各种损伤。

第三，反应能力主要是指人体中枢神经系统接受一定指令或刺激后，有意识地控制骨骼肌肉系统的快速运动能力，体现了神经与肌肉系统的协调性。

②综合运动能力评价。

a. 心肺功能是影响人体健康的最重要因素之一，有氧运动能力与心肺功能密切相关，因此有氧运动能力排在了综合运动能力评价体系的首位，其权重为 40%。

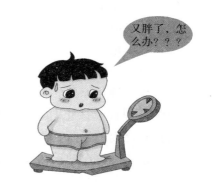

b. 肥胖可诱发多种慢性疾病，已成为公众健康的重要危险因素。体质指数（BMI）是衡量身体肥胖程度的指标。鉴于 BMI 在体质与健康评价体系中的重要作用和对运动能力的明显影响，因此 BMI 被列入综合运动能力评价体系中，其权重为 20%。

中国人 BMI 的正常范围为大于等于 18.5，小于 24.0；BMI 大于等于 24.0 为超重；大于等于 28.0 为肥胖。BMI 测试与评价方法见附件 10。

c. 肌肉力量与运动能力、生活质量密切相关，其权重为 20%。柔韧性、平衡能力和反应能力的权重分别为 10%、5% 和 5%。

根据不同单项运动能力指标在综合运动能力评价中的权重与系数来计算综合运动能力得分，计算方法：综合运动能力得分 = 有氧运动能力得分 ×8 + 肌肉力量得分 ×4 + BMI 得分 ×4 + 柔韧性得分 ×2 + 平衡能力得分 ×1 + 反应

能力得分 ×1。

综合运动能力评价采用 4 级评定：85 分及以上为优秀，75 分及以上为良好，60 分及以上为合格，小于 60 分为较差。

（5）体育健身活动原则。体育健身活动必须遵循以下原则。

①安全性原则。安全性原则是指在体育健身活动过程中，要确保参加体育活动者不出现或尽量避免发生运动伤害事故，这是体育健身活动的首要原则。在健身活动开始前，应进行身体检查，全面评价个人身体状况和运动能力，制订适合自己特点的健身活动计划；健身活动前要做好充分的准备工作，逐渐增加用力；活动后不要立即停止，应逐渐放松。

②全面发展原则。全面发展原则是指在体育健身活动中，要使身体各部位都参与运动，使各器官系统的机能水平普遍得到提高，既要提高心肺功能和免疫能力，又要提高肌肉力量、柔韧性等。因此，要有计划地选择全身主要肌群参与的体育健身活动项目，获得机体整体全面发展的效果。

③循序渐进原则。循序渐进原则是指科学地、逐步地、有计划地增加体育健身活动时间和运动强度。循序渐进原则强调要根据各自对健身活动的适应程度，逐渐增加运动负荷，使身体机能和运动能力不断提高，以取得最佳健身活动效果。

④个性化原则。个性化原则是指根据每个人的遗传特征、机能特点和运动习惯，制订个性化的运动健身计划。个性化原则要求在制订运动健身计划时，要进行必要的医学检查和运动能力测试，以便了解个人的具体情况，制订出适合自己实际情况的运动健身计划。

（6）体育健身活动方案（计划）要素。制订体育健身活动方案（计划），主要考虑体育健身活动方式、活动强度和活动时间三个基本要素。

①体育健身活动方式。体育运动方式是指参加体育健身活动者采用的具体健身手段和健身方法。根据不同体育健身活动方式的运动特征，可以将体育健身活动项目归纳为有氧运动、力量练习、球类运动、中国传统运动方式、牵拉练习共五大类。

a. 有氧运动。有氧运动是指人体在氧气供应充足的条件下，全身主要肌肉群参与的节律性周期运动，是目前国内外最受欢迎的体育活动方式。有氧运动分为中等强度运动和高强度运动。中等强度的有氧运动节奏平稳，是中老年人最安全的体育活动方式。

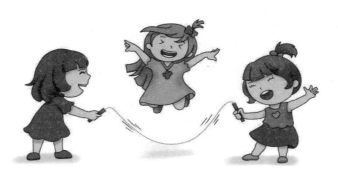

b.力量练习。力量练习是指人体克服阻力，提高肌肉力量、增加肌肉体积、发展肌肉耐力，促进骨骼发育和骨健康的运动方式。力量练习包括非器械力量练习和器械力量练习。非器械练习是指克服自身阻力的力量练习，器械力量练习是指人体在各种力量练习器械上进行的力量练习。

青少年进行力量练习，可以明显改善自身体质，使身体更加强壮；随着年龄的增长，力量练习应逐年增加。老年人进行力量练习，可以提高平衡能力，防止由于身体跌倒导致的各种意外伤害。

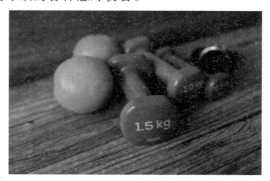

c.球类运动。球类运动包括直接身体接触的球类运动和非直接身体接触的球类运动。球类运动的趣味性强，可通过比赛和对抗提高参与者的运动兴趣。球类运动都具有一定的专项技术要求，需要良好的身体素质作为基础。经常参加球类运动可以提高机体的心肺功能、肌肉力量和反应能力，调节心理状态，是青少年首选的体育活动项目。

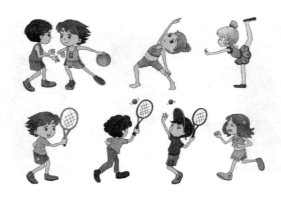

d. 中国传统运动方式。中国传统运动方式包括武术、气功等。中国传统运动健身方式动作平缓，柔中带刚，强调意念与身体活动相结合，具有独特的健身养生效果。可以提高人体的心肺功能，身体的柔韧性、协调性和平衡能力，改善神经系统功能，调节心理状态，并且具有较高的安全性，是适合中老年人选择的健身方式。

e. 牵拉练习。牵拉练习包括静力性牵拉练习和动力性牵拉练习。各种牵拉练习可以增加关节的活动幅度，提高运动技能，减少运动损伤。初参加体育健身活动的人，应以静力性牵拉练习为主，随着柔韧能力的提高，逐渐增加动力性牵拉练习的动作。

不同体育活动方式的健身效果，如表8所示。

表8　体育活动方式与健身效果

体育活动类别	体育活动方式	健身效果
有氧运动（中等强度）	健身走、慢跑（6～8千米/小时）、骑自行车（12～16千米/小时）、登山、爬楼梯、游泳等	改善心血管功能、提高呼吸功能、控制与降低体重、增强抗疾病能力、改善血脂、调节血压、改善糖代谢
有氧运动（大强度）	快跑（8千米/小时以上）、骑自行车（16千米/小时以上）	提高心肌收缩力量和心脏功能，进一步改善免疫功能

体育活动类别	体育活动方式	健身效果
球类运动	篮球、足球、橄榄球、曲棍球、冰球等	提高心肺功能、肌肉力量、反应能力，调节心理状态
	排球、乒乓球、羽毛球、网球、门球、柔力球等	
中国传统运动	太极拳（剑）、木兰拳（剑）、武术套路、五禽戏、八段锦、易筋经、六字诀等	提高心肺功能，增强免疫机能，提高呼吸功能、平衡能力、柔韧性，调节心理状态
力量练习	非器械练习：俯卧撑、原地纵跳、仰卧起坐等	增加肌肉体积，提高肌肉力量、平衡能力，保持骨健康，预防骨质疏松
	器械练习：各类综合力量练习器械、杠铃、哑铃等	
牵拉练习	动力性牵拉：正踢腿、甩腰等	提高关节活动幅度和平衡能力，预防运动损伤
	静力性牵拉：正压腿、压肩等	

根据运动健身目的推荐以下体育活动方式。

以增强体质、强壮身体为主要目的的人群，可选择自己喜欢的、可以长期坚持的体育健身活动方式，如有氧运动、球类运动和中国传统健身运动等。

以提高心肺功能为主要目的的人群，应选择有氧运动、球类运动等全身肌肉参与的体育健身活动。

以减控体重为主要目的的人群，应选择长时间的有氧运动。长时间快步走、慢跑、骑自行车等是减控体重的理想运动方式。

以调节心理状态为主要目的的人群，应选择各种娱乐性球类运动或太极拳、气功等中国传统运动方式，达到缓解心理压力、改善睡眠的活动预期。

以增加肌肉力量为主要目的的人群，可根据自身健身需求和健身条件，选择器械性力量练习和非器械性力量练习方式。力量练习的效果与力量负荷、重复次数有关，一般大负荷、少重复次数的力量练习主要发展肌肉力量，小负荷、多重复次数的力量练习主要发展肌肉耐力。以提高柔韧性为主要目的的人群，可在准备活动和放松活动阶段进行牵拉练习，既节省体育锻炼时间，又可取得较好健身效果。各种有氧健身操、健美操、太极拳、健身气功、瑜伽等运动可以提高柔韧性。

以提高平衡能力为主要目的的人群，可选择各种专门平衡训练方法，包括坐位平衡能力练习、站位平衡能力练习和运动平衡能力练习等。太极拳（剑）、乒乓球、羽毛球、网球、柔力球等运动也可以提高人体的平衡能力。

以提高反应能力为主要目的的人群，可选择各种球类运动，提高人体反应能力。

根据运动健身目的推荐的体育活动方式，如表9所示。

表9　根据健身目的推荐的体育活动方式

健身目的	推荐体育活动方式
增强体质，强壮身体	有氧运动、球类运动和中国传统运动等
提高心肺功能	有氧运动、球类运动等
减控体重	长时间有氧运动
调节心理状态	球类运动、中国传统运动方式
增加肌肉力量	各种力量练习
提高柔韧性	各种牵拉练习
提高平衡能力	中国传统运动方式、球类运动、力量练习
提高反应能力	各种球类运动

②体育健身活动强度。体育健身活动强度是制订体育健身活动方案（计划）的重要内容。强度过小，健身效果不显著；强度过大，不仅对健身无益，还可能造成运动伤害。

a.体育健身活动强度划分。体育健身活动强度可划分为小（低）强度、中等强度和大（高）强度三个级别。

小（低）强度运动对身体的刺激作用较小，运动过程中心率一般不超过100次/分，如散步等。

中等强度运动对身体的刺激强度适

中，运动过程中心率一般在 100 ～ 140 次 / 分，如健步走、慢跑、骑自行车、太极拳、网球双打等。

大（高）强度运动对身体的刺激强度较大，可进一步提高健身效果。运动中心率超过 140 次 / 分，如跑步、快速骑自行车、快节奏的健身操和快速爬山、爬楼梯、网球单打等。

有良好运动习惯、体质好的人，可进行大强度、中等强度运动；具有一定运动习惯、体质较好的人，可采用中等强度运动；初期参加体育健身活动或体质较弱的人，可进行中等或小（低）强度运动。在实施体育健身活动方案时，可根据自身情况，科学调整运动强度，以适应个体状况为前提。

b. 体育健身活动强度监测。监测体育健身活动强度的指标有运动中心率、运动中呼吸变化和运动中主观体力感觉等。

一是用心率监测体育健身活动强度。一般常用最大心率百分数和运动中的实测心率监测体育运动强度。

最大心率是指人体运动过程中达到的最大心跳频率，用次 / 分表示。人体的最大心率与年龄有关，采用下列公式推算：最大心率（次 / 分）= 220 – 年龄（岁）。

健身活动时，最大心率范围 ≥ 85%，相当于大（高）强度运动；最大心率范围在 60% ～ 85%，相当于中等强度运动；最大心率范围在 50% ～ 60%，相当于小（低）强度运动。

在健身活动过程中，当实测心率达到 140 次 / 分以上时，相当于大（高）强度运动；心率在 100 ～ 140 次 / 分范围，相当于中等强度运动；心率低于 100 次 / 分，相当于小（低）强度运动。

二是用呼吸监测体育健身活动强度。体育健身活动引起人体呼吸频率和呼吸深度变化，可以根据运动中的呼吸变化监测运动强度。

呼吸轻松时，与安静状态相比，运动时呼吸频率和呼吸深度变化不大，呼吸平稳，可以唱歌。这种呼吸状态下的运动心率一般在 100 次 / 分以下，相当于小（低）强度运动；呼吸比较轻松时，运动中呼吸深度和呼吸频率增加，可以正常语言交流，运动心率相当于 100 ～ 120 次 / 分，为中小强度运动；呼吸比较急促时，运动中只能讲短句子，不能完整表述长句子，运动心率相当于 130 ～ 140 次 / 分，为中等强度运动；呼吸急促时，运动中呼吸困难，不能用语言交谈，运动心率一般超过 140 次 / 分，为大（高）强度运动。

三是用主观体力感觉监测体育健身活动强度。人体运动过程中的主观体力感觉可分为 6～20 个等级（见《指南》附件 11），小（低）强度运动的主观体力感觉为轻松（9～10 级），中等强度运动的主观体力感觉为稍累（13～14 级），大（高）强度运动的主观体力感觉为累（15～16 级）。

主观体力感觉等级与心率密切相关，运动过程中的主观体力感觉等级数乘以 10，即相当于运动中的心率为 100 次 / 分。比如，运动中主观体力感觉等级数为 12，即相当于运动中的心率为 120 次 / 分。

体育活动者可以通过主观体力感觉控制运动的强度。一般来讲，在进行中等强度有氧运动时，主观体力感觉为轻松或稍累。

体育健身活动强度划分与监测运动强度指标，如表 10 所示。

表 10　体育健身活动强度划分及其监测指标

运动强度	心率（次 / 分）	呼吸	主观体力感觉（级）
小强度	＜ 100	平稳	轻松
中等强度	100 ～ 140	比较急促	稍累
大强度	＞ 140	急促	累

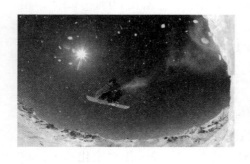

c. 力量练习强度与健身效果。力量练习的负荷重量越大，表示运动强度越大。在进行力量练习时，常采用最大重复负荷（RM）表示负荷强度的大小。最大重复负荷是指在肌肉力量练习时，采用某种负荷时，能重复的最多力量练习次数。比如，在做哑铃负重臂屈伸时，其最大负荷为 20 千克，且只能重复一次，那么 20 千克就是负重臂屈伸的 1 次最大重复负荷（1RM）。如果能以 15 千克的负荷最多重复 8 次负重臂屈伸，那么 15 千克就是负重臂屈伸的 8 次最大重复负荷（8RM）。在非器械力量练习时，一个人可以完成 8 次俯卧撑，相当于 8RM，以此类推。

力量练习负荷强度可划分为小（低）强度、中等强度和大（高）强度三个级别，力量练习强度与健身效果密切相关。

大（高）强度力量练习相当于 1～10RM，每种负荷重量重复次数为 1～10次，每个部位重复 2～3 组，组与组间歇时间为 2～3 分钟。大（高）强度力量练习主要用于提高肌肉最大收缩力量。

中等强度力量练习相当于 11～20RM，每种负荷重量的重复次数为 10～20 次，每个部位重复 3 组，组与组间歇时间 1～2 分钟。中等强度力量练习可以用于提高肌肉力量，增加肌肉体积。

小（低）强度力量练习相当于 20RM 或以上，每种负荷重量重复 20 次以上，每个部位重复 2 组，组与组间歇时间 1 分钟。小（低）强度力量练习主要用于发展肌肉耐力。

③体育健身活动时间。每次体育健身活动时间直接影响体育健身活动效果。时间过短，提高身体机能效果甚微；而时间过长，则容易疲劳累积，不会增进健身效果。对于经常参加体育锻炼的人，每天有效体育健身活动时间为 30～90 分钟。在参加健身活动的初期，运动时间可稍短；经过一段时间适应后，可以延长运动时间。每天健身活动可集中一次进行，也可分开多次进行，但每次体育健身活动时间应持续 10 分钟以上。

有体育健身活动习惯的人，每周可运动 3～7 天，每天应进行 30～60 分钟的中等强度运动，或 20～25 分钟的大（高）强度运动。为了取得理想的体育健身活动效果，每周应进行 150 分钟以上的中等强度运动，或 75 分钟以上的大（高）强度运动；如果有良好的运动习惯，且运动能力测试综合评价为良好以上的人，每周进行 300 分钟中等强度运动，或 150 分钟大（高）强度运动，健身效果会更佳。

（7）一次体育健身活动的内容与安排。一次完整体育健身活动内容应包括准备活动、基本活动和放松活动三部分，如表 11 所示。

表 11　一次体育健身活动的内容及安排

活动构成	主要活动内容	活动时间（分）
准备活动	慢跑，牵拉练习	5～10
基本活动	有氧运动力量练习、球类活动、中国传统健身方式	30～60
放松活动	行走、牵拉练习	5～10

①准备活动。准备活动是指健身活动开始前的各种身体练习，主要作用是预先活动心肺、肌肉等器官系统的机能潜力，以适应即将开始的各种健身活动，获得最佳运动健身效果，并有效地预防急性和慢性运动伤害。

准备活动的时间一般为 5～10 分钟，一是进行适量的有氧运动，如快走、慢跑等，使身体各器官系统"预热"，提前进入运动状态；二是进行各种牵拉练习，增加关节活动度，提高肌肉、韧带等软组织弹性，预防肌肉损伤。

②基本活动。基本活动是健身活动的主要运动形式，持续时间一般为30～60 分钟。在一次体育健身活动中，需要选择合适的运动方式，控制适宜的运动强度和运动时间。在一周的体育健身活动安排中，可以根据各自不同情况选择活动方式和运动强度。不同体育健身活动方式的运动强度、持续时间和运动频率安排，如表 12 所示。

表 12　不同体育健身活动方式的运动强度、持续时间和运动频率

运动项目	运动强度	运动时间（分）	运动频率（天/周）
快走、慢跑、游泳、骑自行车、扭秧歌	中	30 分钟或以上	5～7
跑步、快节奏健美操	大	20 分钟或以上	2～3
太极拳、气功	中	30 分钟或以上	3～7
篮球、足球、网球、羽毛球、乒乓球	中、大	30 分钟或以上	3
力量练习	中	20 分钟或以上	2～3
牵拉练习	–	5～10 分钟	5～7

③放松活动。放松活动是指健身活动后进行的各种放松活动，包括行走、慢跑和各种牵拉练习，有助于消除疲劳，减轻或避免身体出现一些不舒服症状，使身体各器官系统机能逐渐从运动状态恢复到安静状态。

（8）不同阶段体育健身活动方案

①初期体育健身活动方案。刚参加健身活动的人运动负荷要小，每次活动持续的时间相对较短，可选择自己喜欢或与健身目的相符的活动方式，使身体逐渐适应运动负荷，运动能力逐步提高。运动后要有舒适的疲劳感，疲劳感觉

在运动后第 2 天基本消失。

健身活动初期增加运动负荷的原则是先增加每天的运动时间，再增加每周运动的天数，最后增加运动强度。初期体育健身活动的时间约为 8 周，具体方案为如下：

a. 运动方式：中等强度有氧运动、球类运动、中国传统运动方式、柔韧性练习。

b. 运动强度：55% 最大心率，逐渐增加到 60%。

c. 持续时间：每次运动 10 ～ 20 分钟，逐渐增加到 30 ～ 40 分钟。

d. 运动频度：3 天 / 周，逐渐增加到 5 天 / 周。

初期体育健身活动方案举例，如表 13 所示。

表 13　初期体育健身活动方案举例

活动内容	星期一	星期二	星期三	星期四	星期五	星期六	星期日
有氧运动	休息	走步 1000 米 心率 100 次 / 分以下	休息	蹬车 3000 米 心率 100 次 / 分以下	休息	郊游或登山 30 分钟	休息
力量练习							
基本描述		轻度 牵拉		轻度 牵拉		轻度 牵拉	
基本描述	一般持续时间为 8 周,每周运动 3 天,每次 10 ～ 20 分钟有氧运动,3 ～ 5 分钟牵拉。每两周运动递增 3 ～ 5 分钟。第 8 周时,运动时间增加到 30 ～ 40 分钟						
自我感受与评价	运动后有舒适感, 精神愉悦						

②中期体育健身活动方案。在初期运动的基础上，继续增加运动强度和运动时间，中等强度有氧运动时间逐渐增加到每周 150 分钟或以上，使机体能够适应中等强度有氧运动。中期体育健身活动的时间约为 8 周，具体方案如下。

a. 运动方式：保持初期的体育健身活动方式，适当增加力量练习。

b. 运动强度：有氧运动强度由 60% ～ 65% 最大心率，逐渐增加到 70% ～ 80% 最大心率；每周可安排一次无氧运动，力量练习采用 20RM 以上负荷，重复 6 ~ 8 次。

　　c. 持续时间：每次运动 30 ~ 50 分钟；如安排无氧运动，每次运动 10 ~ 15 分钟；每周 1 ~ 2 次力量练习，每次 6 ~ 8 种肌肉力量练习，各重复 1 ~ 2 组，进行 5 ~ 10 分钟牵拉练习。

　　d. 运动频度：3 ~ 5 天 / 周。

　　在这一阶段，体育健身活动方案基本固定，逐步过渡到长期稳定的体育健身活动方案。

　　中期体育健身活动方案举例，如表 14 所示。

表 14　中期体育健身活动方案举例

活动内容	星期一	星期二	星期三	星期四	星期五	星期六	星期日
有氧运动	休息	快走 1000 米，慢跑 2000 米 最大心率 130 ~ 140 次 / 分	快走 3000 米，最大心率 110 ~ 120 次 / 分		休息	郊游或登山 45 分钟	快走 3000 米或蹬车 10 千米，最大心率 110 ~ 120 次 / 分
力量练习				力量练习 4 个部位 20 ~ 30RM			
牵拉练习		牵拉练习	牵拉练习	牵拉练习		牵拉练习	牵拉练习
基本描述	一般持续时间为 8 周，每周 3 ~ 5 天，每次 30 ~ 40 分钟，其中有氧运动 2 ~ 4 天，力量练习 1 ~ 2 天，每次运动后牵拉 5 ~ 10 分钟						
自我感觉与评价	运动后有舒适感，精神愉悦，体力增强。完成同样强度运动，身体感觉轻松						

　　③ 长期体育健身活动方案。当身体机能达到较高水平、养成良好体育健身活动习惯后，应建立长期稳定、适合自身特点的体育健身活动方案，至少应包括每周 200 ~ 300 分钟的中等强度运动，或 75 ~ 150 分钟的大（高）强度运动；每周进行 2 ~ 3 次力量练习，不少于 5 次的牵拉练习。具体方案为：

　　a. 运动方式：保持体育健身活动中期的运动方式。

　　b. 运动强度：中等强度运动相当于 60% ~ 80% 最大心率，大（高）强度运动达到80％以上最大心率；力量练习采用10～20RM负荷，重复10～15次；各种牵拉练习。

c.持续时间：每次中等强度运动30～60分钟，或大（高）强度无氧运动15～25分钟，或中等、大（高）强度交替运动方式；8～10种肌肉力量练习，各重复2～3组，每次进行5～10分钟牵拉练习。

d.运动频度：运动5～7天/周，大（高）强度运动每周不超过3次。

长期体育健身活动方案举例，如表15所示。

表15　长期体育健身活动方案举例

活动内容	星期一	星期二	星期三	星期四	星期五	星期六	星期日
有氧运动	休息	快走1500米，跑3000～4000米，最大心率140～150次/分		快走4000米或蹬车15千米，最大心率100～120次/分	快走1000米	郊游或登山 60分钟	跑步4000米，最大心率140～150次/分
力量练习			6～8个部位,20次30RM，每个部位2～3组		6～8个部位,12～20RM每个部位2～3组		
牵拉练习		牵拉练习	牵拉练习	牵拉练习	牵拉练习	牵拉练习	牵拉练习
基本描述	相对稳定的长期体育健身活动方案，每周3～7天，3～4天中等强度运动，1～2天大强度运动，每次运动30～60分钟，每周1～2次力量练习，每次运动后进行10分钟牵拉						
自我感觉与评价	运动后有舒适感,精神愉悦,体力增强。有氧运动能力、肌肉力量和柔韧能力不同程度提高。完成同样运动，身体感觉轻松。						

9.健身知识知多少

社会上对"健身"有不同的理解。有的理解为通过锻炼使身体苗条或者拥有特定的体形，或者在健身房定期进行锻炼，或者讲究营养保持健康，或者认为健身是年轻人的事，等等。事实上，健身是一种整体的身体活动的健康状态，包括有效的体重管理、良好的体育锻炼和合理的营养状况。

（1）有氧运动。有氧运动是有效提高心肺耐力的锻炼形式，心肺耐力是指一个人持续身体活动的能力。有氧运动除增强和改善心肺功能外，还可降解体内糖分，消耗机体脂肪，调节心理和精神状态，预防骨质疏松。

（2）抗阻锻炼。抗阻锻炼是指通过锻炼肌肉来抵抗外部力量，目的是增强肌肉耐力、增大肌肉体积、增加肌肉力量，对于预防和控制心脏病、Ⅱ型糖尿病，延缓肌肉衰减，降低患骨质疏松症的风险，增强平衡能力、预防摔倒，维持独立行为能力等发挥重要作用。

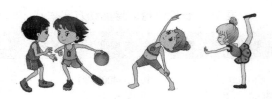

（3）柔韧性锻炼。柔韧性是指借助身体的爆发力和肌肉的力量、关节进行最大范围活动的一种身体活动能力，并通过伸展运动来改善身体的柔韧性。伸展运动有多种类型，但以静态柔韧性和动态柔韧性为主。静态柔韧性是指关节在不发生移动的前提下，进行最大范围活动的一种能力；动态柔韧性是指运动过程中关节进行最大范围活动的能力。

影响柔韧性活动的因素有很多，如年龄、性别、关节结构、肌肉、活动水平、脂肪组织（脂肪）数量、组织损伤以及疾病等。一般来说，处于青春期的少年要比成年人的柔韧性更好。但是，不管在任何年龄，身体的柔韧性都能得到改善，只是快慢速度不同。

通常女性的柔韧性要比男性好，这是由于激素水平的不同造成的。与男性相比，女性体内的雌性激素更多，而这种激素可以使肌肉拉长、关节松弛。而与女性相比，男性体内促进肌肉生长、变短的睾丸素水平较高。

由于关节类型以及其内部的阻力，关节结构本身也会对柔韧性产生影响，并且关节内部的骨性结构也会限制身体的活动。高度发达的肌肉可能会引发肌肉的不平衡，限制对抗肌群的伸展，从而影响身体的柔韧性。

久坐不动的人群，缺乏运动会造成肌肉僵硬，结缔组织逐渐发生变化，也容易体重增加，从而影响并制约关节的活动度。

由于受伤造成关节肌肉组织损伤，这也会降低关节的弹性。关节炎、滑囊炎、扭伤和脱臼等症状更会限制受伤部位的活动范围。

增加关节活动度的伸展运动，开展柔韧性锻炼对身体的好处是显而易见的。可以改善一些人日常活动不灵活、不便捷的状况，增加参与竞技性和娱乐性活动的可能性，降低受伤和疼痛风险，减轻压力，改善身体平衡性以及活动姿势。伸展运动可以增加肌肉供血，更多的氧气和营养物质可以被输送到肌肉中，有助于缓解肌肉的酸痛。

良好的柔韧性也有助于体育活动的进行，如果关节可以随意活动、任意伸展，关节活动度增大，肌肉的力量也会增强，可以间接减少身体的损伤。再者，关节的活动范围增大可以增强身体的平衡力，有效降低跌倒的风险。

拉伸运动可以释放在锻炼过程中肌肉累积的紧张，在拉伸运动中加入温和的动作可以使身体柔韧性增强，但若身体有慢性损伤等情况，则不宜进行拉伸动作，因为拉伸损伤的肌肉可能会进一步加重伤情。

若没有足够的时间进行拉伸运动，则可以在日常身体锻炼结束前花几分钟的时间来做，也可以随时做，包括早上起床前（比如把胳膊举过头顶或绷直脚趾），或做家务活动后，此时肌肉内部温度升高，促进身体血液循环。

静态拉伸和动态拉伸是最常见的两种拉伸方式。静态拉伸是指引导特定的关节和肌肉舒缓地进行更大范围的活动，有效增加关节活动度，但不要过度拉伸肌肉，静态拉伸过程中，不需要借助设备和器材帮助即可完成。建议每个动作保持 20 ~ 30 秒钟，重复做 5 次。动态拉伸是指以运动为基础，缓慢、有所克制地进行全关节活动，如网球运动中用球拍做几个模拟挥拍动作，或者骑自行车之前的肢体拉伸等，使关节做好任一方位进行运动的准备。

拉伸运动应当以放松、安全、有效为原则。开展拉伸运动时，尽量慢慢地深呼吸，呼气时，放松进入拉伸状态。要计划好进行拉伸运动的次序，如先拉伸上肢肌肉，再拉伸下肢肌肉，每次有拉伸感，而不要有疼痛的感觉。

目前，社会上流行的佳木斯快乐舞步健身操就是很好的拉伸运动形式，能有效地增强身体的肌肉与韧带，以及肌腱的柔韧性，增加关节的活动范围。

（4）平衡力。平衡力是指在空间中控制身体姿势的能力，是所有运动的基础。提升平衡力有助于健身的正常进行，预防关节损伤，维持脊柱和运动时身体姿势的稳定，可以有效地降低跌倒的风险。

影响平衡力的因素包括视力、运动知觉、支撑力、肌肉力量和柔韧性以及身体环境。

视力是平衡力的前提。视野改变直接影响人的直觉。有视力缺陷、近视或远视未矫正的失去平衡的概率会更大。内耳疾患也与平衡力有关，比如内耳眩晕症直接影响平衡力。运动知觉是指感知身体活动的能力，如你坐在椅子上，闭上双眼跷起二郎腿，但你可以感知到一条腿搁在了另一条腿上，这就是运动知觉可以觉察到身体姿势发生的某些改变。

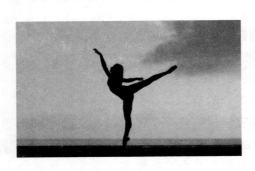

支撑力是指身体的自主支撑力度，随接触地面支撑底座的变化而变化。人在站立时，双腿就是身体的支撑底座，双腿分开时维持身体的平衡要比双腿并拢时容易得多，坐在沙发上维持身体的平衡也肯定要比坐在狭窄的木条上容易。当身体重心与支撑底座发生改变时，人的身体也会不断地随之调整。

肌肉力量和柔韧性对平衡力产生影响。当腿部和髋部肌肉无力或紧张时就会对平衡力产生影响，如果肌肉虚弱无力，就无法长时间地保持身体平衡，走路时会出现前倾或者朝一侧倾斜。如果肌肉紧张，就可能无法满足运动对于身体柔韧性的要求，也会对平衡能力产生影响。比如，人们爬梯子，要有强壮的腿部和髋部肌群以维持单腿平衡，灵活的髋关节和膝关节将腿抬高放在梯子的高一格上。但若由于内耳问题或肌群软弱无力或关节疾患等原因导致身体平衡力差，就无法爬上梯子。

环境因素。环境表面的条件与照明程度都会对平衡力产生影响。比如，在结冰的路上行走要比在水泥路上行走难度大得多，在明亮的路上行走也要比在昏暗的情况下容易得多。

同时，愉悦的健身活动也是一种身心锻炼，包括缓解生活压力，调节心情，增加幸福感，提升健康水平等。目前认为，瑜伽是一种比较理想的柔韧性运动，既可以放松身体，增强身体的柔韧性，又可以放松压力，增进身心健康。太极拳、舞蹈、健身操等也是不错的柔韧性运动的选择形式。

10.太极拳有益健康

太极拳是我国特有的民族保健体操之一。自古以来，人们就把它作为强身健体的手段之一。太极拳具有含蓄内敛、急缓相间、行云流水、以柔克刚和意、气、形、神融为一体的特点，能疏通经络，通畅气血，增强机体各系统和器官功能，进而达到健身、防病、治病的效果。2006 年 5 月，太极拳被中国政府公布为第一批国家级非物质文化遗产。太极拳是一项很适合各类人群锻炼身体的体育活动。

打太极拳时"用意不用力"，所有的动作和肌肉有节律地收缩和放松，能很好地调节神经系统兴奋和抑制的过程，对防治神经衰弱、高血压、冠心病等有良好的功效。

太极拳是一种全身性运动，可以使全身各大肌群和关节都得到锻炼。长期练习，有利于骨骼、关节、肌肉的功能健全，关节活动灵活，关节韧带弹性改善，肌肉力量增强。对防治骨质增生、骨质疏松、颈椎病、肩周炎等均有良好的作用。

经常打太极拳可以使呼吸肌强而有力，肺活量增大，使肺更好地进行气体交换。太极拳轻柔圆缓，全身放松，可使肺部毛细血管扩张，肺血流量增多，气血通畅，促进呼吸道炎症渗出物的吸收，减轻支气管哮喘的症状，对预防肺气肿有积极作用。

太极拳以腰为轴，胸腹联合运动多，腹式呼吸使腹肌运动幅度增大，有利于改善内脏血液循环，促进胃肠蠕动，增加消化液和消化酶分泌，改善胃肠、肝、脾功能，促进消化和吸收。

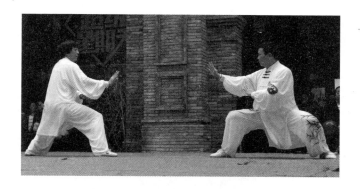

太极拳强调沉静、自然，以意识指导动作，使人进入无忧无虑的境地。能消除心理疲劳和心理创伤，使人情绪开朗、乐观向上，有利于调整身心健康。

太极拳能使意识、动作和呼吸三者密切结合，促进全身放松，内分泌处于最佳状态，有利于提高脂肪和糖代谢水平，促进血液循环，改善血小板功能，降低血液黏度，对预防高脂血症、冠心病有良好作用。

在开展太极拳活动时，要注意下面几个方面的问题。

（1）思想要集中。打太极拳时要精神专注，呼吸和动作配合，做到深、长、匀、静，运气自然，开豁自如，促进中枢神经系统自主调节，改善内脏器官功能。

（2）身体须放松。要做到舒松自然，重心稳定。腰肌、腹肌及胸部、背部、肩部和肘部肌肉自然放松，舒展流畅。

（3）坚持有毅力。太极拳集颐养性情、强身健体、技击对抗等多种功能于一体，非常符合人体生理和心理的要求。因此，只要长期坚持，必有好处。而体质较好者还可配合健步走、抗阻练习等活动，更加有益于身心健康。

11.跑步的有关知识

跑步是常见的运动形式，能增进心肺功能，促进新陈代谢，减轻学习和生活压力。但不少人对哪些人适合跑步、每次应该跑多少、什么时间跑最好，以及相关的安全问题又不甚了解。

（1）哪些人适合跑步？任何运动都要根据各自情况量力而行，而不是人人适宜跑步的。一般情况下，以下人群不适合跑步：患有先天性心脏病者；体型过胖者；下肢关节（髋、膝、踝关节）损伤者；手术预后3个月内者；患有心血管疾病者；急性肾脏病或严重糖尿病者。

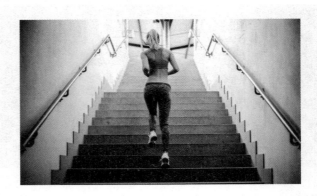

（2）跑步时间。跑步时间可以是晨跑，也可以在傍晚跑或晚上跑，3个时间段各有利弊，可根据自己认为合适的时间与当天的天气和身体情况来选择。晨跑可使人整天精神饱满，但须注意的是，由于晚上没有阳光，植物的光合作用停止，吸进氧气，呼出二氧化碳，公园里树木多，所以清晨时氧气不会像想象中那么充足，空气质量令人担忧；经过一天的时间学习，选择傍晚跑身体已经充分预热。晚上跑（晚饭以后1小时）时间选择余地大，减肥效果好，但若是冬季天气寒冷，须防感冒。

（3）跑步速度。对于有运动基础的人来说，建议男性8～10千米／时，女性6～8千米／时。没有运动基础的初跑者，可循序渐进，逐渐跟上速度。

每次跑步距离应根据自身体质来定，有一定跑步基础的人，一般跑步时间不要超过1小时，或距离不宜超过10000米。

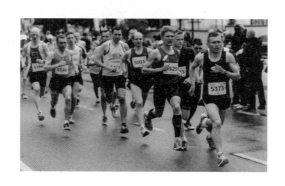

（4）跑步姿势。两肩稍提，躯干挺直，保持身体中轴稳定，避免左右摇晃或上下起伏过大。同时，双手半握拳，两肘屈成90°，自然地边跑边前后摆动，手臂上摆到胸线，下摆到腰际。步伐要轻快，步幅宜小不宜大，建议前脚掌着地，这样触地时间短，可以缓冲落地时的冲击力。呼吸可采用腹式呼吸，做到两步一呼，两步一吸，吸气时鼓腹，呼气时吐尽，可缓解跑步时上气不接下气的程度。

（5）科学运动。跑步应选择安全平整的道路，穿合适的鞋子。跑步前应先做些准备工作，使身体进入活动状态，比如原地慢跑几分钟，或高抬腿或做一些动态拉伸，如手臂交替环绕、箭步蹲起等热身活动，然后逐渐增加用力。跑步后，不要立刻停下来，最好能走上10分钟，并做一些静态拉伸动作，给身体一个缓冲时间。

12.盲目暴走不可取

时下，各地流行暴走运动。暴走，指的是步速快，走的时间长（一般都在1小时以上），一起走的人数多，有的甚至还在公路上走，存在着健康安全和交通安全的隐患。

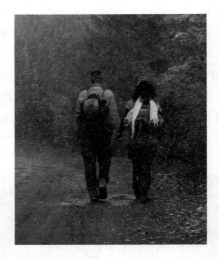

（1）三类人群不适合暴走。一是肥胖及超重人群。身体超重或肥胖往往增加下肢的负荷，让膝关节承受了过多的重量，再加上暴走会频繁地磨损关节，所以得不偿失，会提早或是大大加大患膝关节炎的概率。二是老年人群。老年人的身体各项生理机能（包括骨关节）都处于一个下降的状态，而且老年人本来就是骨质疏松的高发人群，所以暴走这项运动并不适合老年人，轻则会患上膝关节炎，重则会对心脏造成一定危害。三是有相关病患人群。暴走运动量通常比较大，患有骨关节疾病的朋友，都不适合暴走运动。患有颈椎疾病、颈与腰椎间盘突出症、伴有下肢或者上肢疼痛和麻木者，也不适合暴走运动。糖尿病、心脑血管疾病、肺气肿、慢性支气管炎等患者也不建议参加暴走运动。

健康人群在选择暴走这种运动方式时一定要注意，不可长时间地暴走，因为非常容易磨损膝关节，而膝关节的软组织由于没有血管（没有营养供应），一旦磨损是很难恢复的。运动时间不宜过长，运动量也不可过大，一旦感觉膝关节不舒服，就应当立即停止运动，避免损伤膝关节。

（2）根据自身情况选择组合锻炼效果好。暴走属于高强度有氧运动，建议年龄偏大者，采用交替方式进行运动，不能只专注于单一的暴走运动，否则容易单调乏味，且难以持久。单一的健身项目往往偏重于身体某个或某些部位的练习，很难使全身得到锻炼。长期单一项目运动还会导致一些伤病，反而违背了健身的目的。因此，在日常的健身中，应根据自己的兴趣爱好和健康情况选择2～3种健身项目进行组合锻炼，这样既可以避免单调，又可以发挥不同项目间的互补作用，使健身的效果更佳。

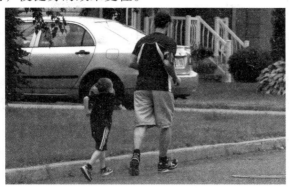

（3）行走时间控制在 1 小时之内。注意选择适合的暴走运动强度，运动强度是影响健身安全和效果的最重要因素。一般可分为慢速走（每分钟 70～90 步）、中速走（每分钟 90～120 步）、快速走（每分钟 120～140 步）、极快速走（每分钟 140 步以上），对于中老年人或是身体素质偏弱的人来说，可以选择慢速走或是中速走；对于青少年或是身体素质较好的人来说，可以选择中速走或是快速走；对于平时经常运动和健身或是身体素质极佳的人来说，也可以尝试极快速走，但是极快速走对于人体的负担是非常重的，一般人群不推荐。同时，每天行走的时间以 30～60 分钟为宜。

暴走不宜采用负重方式，不要在繁忙的交通要道上开展，不要去烟尘多、噪声大的地方。宜选择安静的公园步行道，此处空气清新、道路平坦。各类人群要根据自身的体质来选择适合自己的步行频率，循序渐进，切忌盲目追求运动强度，以免对身体造成不必要的损伤。

总之，暴走这一项运动对于身体素质的要求比较高，尤其是中老年人在选择进行这项运动之前，一定要对自己的身体状况进行评估，不要盲目暴走，要科学合理，这样才能走出健康。

（4）马路暴走并非最佳锻炼方式。"暴走"是一种相对粗暴、单调的徒步运动。从运动方式看也是极限运动的一种。它挑战着人们的心理素质和身体素质，但由于不像登山那样需投入设施，简单易行，由此不少人选择暴走运动，目的是为了改善健康、减脂等。

其实适当的步行对我们身体的好处是非常大的，可以增强心脏功能、加速血液循环、加速体内代谢；增强肌肉力量、提高关节灵活性；消耗身体多余的热量、减少脂肪堆积等。暴走固然能增加人体能量消耗，有助于消耗更多的脂肪，但是这种相对粗暴、单调的运动形式也有诸多不利方面，容易导致运动损伤，如因长时间暴走，导致膝关节受到损害，引起骨性关节炎等问题。尤其是年龄偏大、体重较重者，在暴走后更容易引发此类疾病。

在暴走过程中，呼吸频率增加，呼吸深度加深，而马路是城市中污染较为严重的区域，若在马路上暴走则会更容易吸入有害成分。流行病学研究显示，无论是长期还是短期接触高浓度的空气污染，均会使发生心梗、中风、心力衰竭等心血管疾病概率增加。因此，无论从医学角度还是交通安全角度，马路上暴走不可行。

推荐三　多吃蔬果和奶类，豆制品有益健康

【关键推荐】

1.蔬菜、水果是平衡膳食的重要组成部分，奶类富含钙，大豆富含优质蛋白质。

2.餐餐有蔬菜，保证每天摄入 300 ～ 500 克蔬菜，深色蔬菜应占 1/2。

3.天天吃水果，保证每天摄入 200 ～ 350 克新鲜水果，果汁不能代替鲜果。

4.吃各种各样的奶制品，相当于每天液态奶 300 克。

5.经常吃豆制品，适量吃坚果。

【重点解读】

1.新鲜蔬菜是营养宝库

蔬菜的种类很多，每类蔬菜各有其营养特点，所以我们说，新鲜蔬菜是营养宝库。蔬菜富含维生素、矿物质、膳食纤维（纤维素、半纤维素、果胶等）

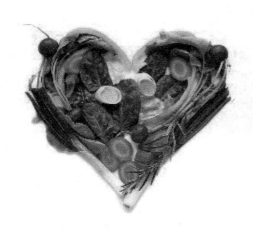

和植物化学物，是 β - 胡萝卜素、维生素 C、叶酸、钙、镁、钾的良好来源。蔬菜的水分较多，新鲜蔬菜一般含水量 65% ～ 95%，能量低。嫩茎、叶、花菜类蔬菜（如油菜、菠菜、西兰花）富含 β - 胡萝卜素、维生素 C、叶酸、矿物质。一般深色蔬菜中的 β - 胡萝卜素、维生素 B_2 和维生素 C 含量均较高，而且含有更多的植物化学物。受光合作用影响，叶类蔬菜的维生素含量一般高于根茎部和瓜菜类。十字花科蔬菜（如甘蓝、菜花、卷心菜等）富含植物化学物（如异硫氰酸盐），菌藻类（如口蘑、香菇、木耳、紫菜等）含有蛋白质、多糖、β - 胡萝卜素、铁、锌和硒等物质，海产菌藻类（如紫菜、海带）中还富含碘。

大众膳食指南

研究表明，增加蔬菜摄入量可降低脑中风和冠心病的风险以及心血管疾病的死亡风险，还可以降低胃肠道癌症的发生风险，而这在深色叶菜、十字花科蔬菜的作用最为显著。

2.餐餐有蔬菜，深色要过半

日常膳食要讲究荤素搭配，确保做到餐餐有蔬菜。成年人要保证每天摄入 300～500 克的蔬菜，其中深色的蔬菜要占一半以上。对于三口之家来说，一般全家每天需要购买 1～1.5 千克新鲜蔬菜，并分配在一日三餐中。早餐有 1～2 个蔬菜，中晚餐时每餐至少有两个蔬菜。在单位（学校）食堂就餐时，选择的蔬菜也应占全部食物的一半。

根据颜色深浅，蔬菜可分为深色蔬菜和浅色蔬菜。深色蔬菜指深绿色（如菠菜、油菜、芹菜叶、空心菜、莴笋叶、韭菜、西兰花、萝卜缨、芥菜等）、红色、橘红色（如西红柿、胡萝卜、南瓜、红辣椒等）和紫红色（如红苋菜、紫甘蓝等）蔬菜，具有营养优势，尤其是富含 β–胡萝卜素，是我国居民膳食维生素 A 的主要来源。此外，深色蔬菜中还含有其他多种色素物质，如叶绿素、叶黄素、番茄红素、花青素等，以及芳香物质，它们赋予蔬菜特殊的、丰富的色彩、风味和香气，有促进食欲的作用，并呈现一些特殊的生理活性。

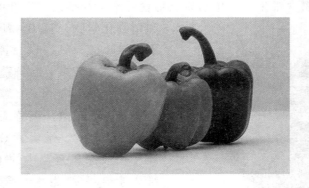

蔬菜也要多样化。蔬菜品种很多，不同蔬菜的营养特点各不相同，只有选择足够多的、不同品种的蔬菜合理搭配才有利于健康。挑选和购买蔬菜时，要多变换品种，每天至少达到 3～5 种，并尽可能做到一定时间内不重复。

选择新鲜的蔬菜。蔬菜放置时间过长，不仅水分丢失，口感也不好。蔬菜发生腐烂时还会导致其中的亚硝酸盐含量增加，对人体健康不利。所以，蔬菜最好是当天购买当天吃完，不要储存过长时间。

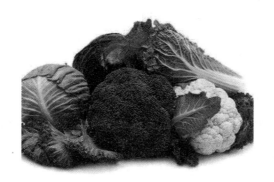

　　腌菜和酱菜不能替代新鲜蔬菜。腌菜和酱菜是一种储存蔬菜的方式，也是一种风味食物。但是其在制作过程中，会使用大量食盐，还会导致蔬菜中的维生素损失。从营养角度来看，腌菜和酱菜已经不属于蔬菜类别。因此，腌菜和酱菜不能替代新鲜蔬菜，少吃腌菜和酱菜，也能减少盐的摄入。

　　当食用碳水化合物含量较高的蔬菜（如土豆、芋头、山药、南瓜、百合、藕、菱角、荸荠等）时，由于相比其他蔬菜提供的能量要高，要特别注意减少主食量。

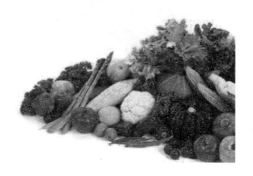

3.如何留住蔬菜营养

　　蔬菜的营养素含量除了受品种、产地、季节、食用部位等因素的影响外，还受烹调加工方法的影响。加热烹调除改变食物口感和形状外，也会造成维生素的破坏而损失，在一定程度上降低其营养价值。所以，要根据蔬菜特性来选择适宜的加工处理和烹调方法，尽可能地保留蔬菜中的营养物质。

（1）蔬菜生吃。适合生吃的蔬菜，如西红柿、黄瓜等洗净后可直接食用，因此可以作为饭前饭后的"零食"和"水果"，既保留了蔬菜的原汁原味，又对人体有益。

（2）合理烹调。

①先洗后切。洗蔬菜时不要在水中长时间浸泡，尽量用流水洗净后再切。切后再洗会使蔬菜中的水溶性维生素和矿物质过多地从切口处流失。洗净后尽快加工处理，能最大限度地保留营养素。

②开汤下菜。水溶性维生素（如维生素 C、B 族维生素）对热敏感，任何加热都会增加营养的损失。因此，掌握适宜的温度，待水开后蔬菜再下锅更能"保持营养"。水煮根类蔬菜可以软化膳食纤维，改善口感，对老年人尤其有益。

③急火快炒。急火快炒可以缩短蔬菜的加热时间，减少营养素的损失。但是，有些豆类蔬菜（如四季豆）就需要充分加热，以分解天然毒素。

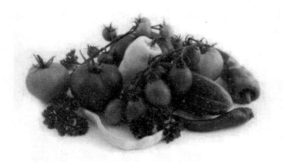

（3）烧好即食。已经烹调好的菜肴应现做现吃，尽快食用。菜肴要避免反复加热，这不仅是因为维生素会随储存时间延长而丢失，还可能因细菌作用增加亚硝酸盐含量。

4.反季节蔬菜不可怕

反季节蔬菜是一把"双刃剑"。一方面，反季节蔬菜丰富了居民的餐桌，增加了居民的反季节膳食种类，有利于均衡营养；另一方面，与应季蔬菜相比，种植条件限制、使用人工催熟剂、储存运输时间较长等因素影响了反季节蔬菜的营养品质。

对反季节蔬菜的正确态度是适当选用。如果过分强调反季节蔬菜的低品质，也会影响食物品种供应和营养摄取。例如，冬季寒冷而漫长，应季的蔬菜不多，如果不吃反季节蔬菜，则维生素C、胡萝卜素、维生素 B_2 等营养素就易缺乏，显然不利于健康。

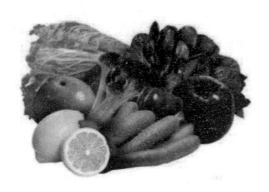

种植反季节蔬菜是农业科技的进步，一概否定反季节蔬菜是不科学的。况且，现在很多反季节蔬菜并不仅仅是当地的大棚产品，也有很多产自外地。比如，冬季供应的反季节蔬菜却有可能是南方的应季蔬菜。高山蔬菜的兴起也推迟了时令蔬菜的上市时间。当然，一味追求反季节蔬菜的"新鲜"口味也不好。理性的做法是，优先选择应季蔬菜，不刻意追求不合时令的蔬菜；在缺乏应季蔬菜的季节里，适量吃反季节蔬菜；优先选择本地蔬菜，本地产品通常新鲜度好，营养素损失小，而且基本不需要用保鲜剂处理，污染较小。

5. 天天有水果

水果可口，品种繁多，夏至秋是水果最丰盛的季节，不同的水果甜度和营养素含量有所不同。多数新鲜水果水分占85%～90%，富含维生素C、钾、镁和膳食纤维（纤维素、半纤维素和果胶）。挑选和购买水果的基本原则是多种多样、当季时令水果。水果营养素含量排行榜如下。

胡萝卜素含量较高的水果：红色和黄色水果，如早橘、芒果、柑橘、木瓜等。

维生素C含量较高的水果：枣类、柑橘类和浆果类，如鲜枣、酸枣、草莓、橘、柑、橙、猕猴桃等。

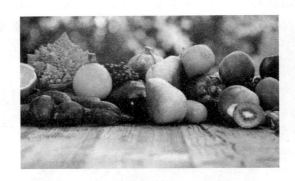

钾含量较高的水果：枣、红果、椰子肉、香蕉、樱桃等。

含糖量高的水果：枣、椰子肉、香蕉、红果、雪梨、桂圆、荔枝等。

含糖量低的水果：草莓、柠檬、杨梅、桃等。

水果中通常含有较多的糖，包括果糖、葡萄糖和蔗糖。含糖量高的水果的能量较高，需要控制饮食能量摄入的人最好选择含糖量较低的水果。

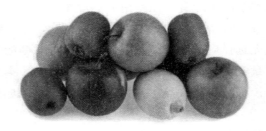

一个三口之家一周应该采购4～5千克的水果。选择新鲜应季的水果，经常变换种类。在家中或有条件的工作单位，应把水果放在容易看得见和拿得到的地方，如茶几、餐桌、办公桌上，这样随时可以吃到。有小孩的家庭，要注意培养孩子吃水果的兴趣，家长可以将水果放在餐桌上，以身作则，让水果成为饭前饭后必备食物；注意培养儿童对水果的了解和兴致，通过讲述植物或水果的神奇故事、摆盘做成不同造型来吸引孩子，从而增加水果的摄入量。同时，要教育孩子养成吃水果的卫生习惯，如水果吃前要洗干净，吃水果前要洗手，果皮、果核丢入垃圾桶。

由于新鲜水果一般难以长期保存，人们开发了各种水果加工制品，以延长保质期和方便食用。常见的水果制品有果汁、水果罐头、果脯、干果等。果汁是由水果经压榨去掉残渣而制成（市售的还加入一些添加剂），但这些加工过程会使水果中的营养成分有一定量的损失。果脯是将新鲜水果糖渍而成，维生素损失较多，含糖量较高。干果是将新鲜水果脱水而成，维生素有较多损失。总之，水果制品失去了新鲜水果的感官、自然香味等天然特征，维生素等营养素流失较多，所以不能代替新鲜水果。

6. 何时吃水果最好

关于水果应该什么时候吃众说不一，有说要空腹吃的，也有说要饭后吃的，还有说最好在两餐中间吃的。

《中国居民膳食指南（2016）》建议，水果每天食用 200 ～ 350 克。至于饭前吃还是饭后吃，要看个体的状况，不能一概而论。如果从肥胖增加相关慢性

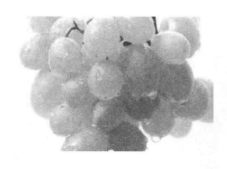

病发病风险角度考虑，我们还是提倡饭前吃水果，因为饭前吃水果可以产生一定的饱腹感，随后摄入的主食、肉类等膳食的数量就会有所下降，吃进去的总能量也就相应受到限制了，对控制体重有一定好处。水果在所有食物中能量密度比较低，0.5 千克水果和 0.5 千克肉相比，从控制体重的角度来看当然是吃水果好。但这并不

能说明餐前吃水果就能减肥，因为水果吃过量的话，水果中的果糖和葡萄糖都会以甘油三酯的形式在人体中储存下来，最后还是会使人发胖。

对于消瘦的人和需要额外增加能量的人，建议饭后或两餐之间吃水果，在正餐吃饱的情况下，可额外地再增加一点水果。

但要提醒的是，不是所有的水果都适合空腹吃，肠道不适的人空腹吃水果可能会加重胃肠道症状。

7. 糖尿病人如何吃水果

不少糖尿病患者很想吃水果，但顾虑血糖升高不敢吃。其实，糖尿病人还是可以吃水果的。因为，水果中并非一般人想象的全是果糖或葡萄糖，其还含有可溶性膳食纤维、维生素和矿物质等各种营养素，对于糖尿病患者的身体健康实际上有很大帮助。

糖尿病人在血糖已经控制的情况下，应在膳食中安排适量的（通常 150 克

左右）水果，宜在两餐间、饥饿时或者体力活动之后食用，通常可选在上午9点半左右，下午3点半左右或睡前1小时，但切记不宜餐前或饭后立即吃水果。在选择水果时，要注意选择没有熟透的水果。因为，过熟的水果糖分含量相对较高，影响血糖水平。例如，苹果吃青一点的，猕猴桃吃稍微硬一点的，这样既能有效吸收水果的营养成分，又在一定程度上避免血糖升高的危害。同时，应选择含碳水化合物相对较低的水果，如苹果、梨、草莓等。

8.果汁不能代替水果

果汁香味浓郁、口感润滑，深受年轻人和儿童少年的喜爱。家用榨汁机的普及更是提高了喝果汁的热情。那么，喝果汁是否等同于吃水果呢？回答是否定的。因为，吃水果可以获取人体所需的维生素和膳食纤维，但是在榨果汁的过程中会损失一些有益成分，如维生素C，过滤渣质也使膳食纤维以及一些植物活性物质流失。所以，果汁不能代替水果。

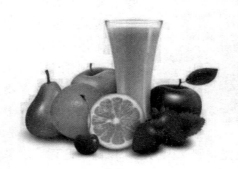

不少人喜欢拿果汁当水喝，认为果汁营养丰富，又能解渴，一举两得，其实不然。像市售的一些果汁其实是高糖饮料，并且含有较多的添加剂等成分，长期过量饮用易导致身体不适。尤其对儿童健康更不利，除了糖分摄入增多，还易使儿童牙齿缺乏锻炼，面部皮肤肌肉力量变弱。儿童应从小养成爱吃水果的习惯。

9.蔬果巧搭配，替换不可以

蔬菜、水果品种很多，不同蔬果的营养价值相差很大。只有选择多种多样的蔬菜、水果，合理搭配，才能做到营养互补，健康膳食。何况多吃蔬果也是减少能量摄入的好办法。

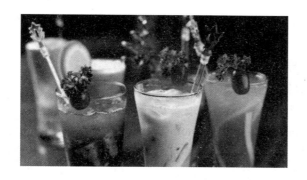

　　在实际生活中，可以围绕蔬菜来尝试互相搭配推出新的蔬果食谱，让五颜六色的蔬菜、水果装点餐桌，愉悦心情。单位食堂也应提供什锦蔬菜、蔬果沙拉、大拌菜等菜肴，以方便人们食用更多的蔬菜和水果。

　　尽管蔬菜和水果在营养成分和健康效应方面有很多相似之处，但它们毕竟是不同的食物种类，各自营养价值有其各自特点。从数量上看，蔬菜品种远多于水果；从营养价值看，蔬菜（深色蔬菜）的维生素、矿物质、膳食纤维和植物化学物的含量高于水果，故水果不能代替蔬菜。在膳食中，水果可补充蔬菜摄入不足。水果中碳水化合物、有机酸、芳香物质比新鲜蔬菜多，而且水果食用前不需加工加热，其营养成分不受烹调因素影响，所以蔬菜也不能代替水果。

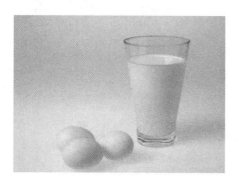

10.每天300克奶

　　奶类营养成分齐全，营养素组成比例适宜，容易消化吸收。市场上常见的主要有液态奶、奶酪、奶粉等。适量增加奶类摄入量有利于儿童少年生长发育，促进成人骨骼健康，降低慢性病的发生风险。

　　牛奶中蛋白质含量平均为3%，其必需氨基酸比例符合人体需要，属于优质蛋白质。脂肪含量为3%～4%，以微脂肪球的形式存在。奶中的乳糖能促进钙、铁、锌等矿物质的吸收。奶类还是膳食维生素 B_1、维生素 B_2 的良好来源。酸奶还含有益生菌，经过发酵，乳糖、蛋白质和脂肪都有部分分解，更容易被人体吸收，是膳食中钙、蛋白质的良好来源，对人体健康益处良多。

大众膳食指南

牛奶中富含钙、镁、钾等营养素，100克牛奶中含钾110～140毫克、钙120～130毫克，是膳食中最容易被吸收的钙的来源。牛奶呈弱碱性，不会分解骨骼中的钙质导致骨质疏松；相反，喝牛奶有助于预防骨质疏松，强壮骨骼。我国居民膳食钙摄入一直处于较低水平，为了改善钙营养状况，建议奶类的摄入量为每天300克。从营养健康的角度讲，不论年龄、性别和城乡，所有人都应该每天坚持食用奶及奶制品。大力倡导增加奶和奶制品的摄入量是改善我国居民膳食结构和健康状况的最方便、最经济且最有效的途径之一。

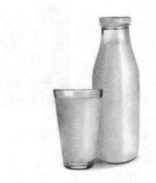

在家吃饭，早餐饮用一杯牛奶（200～250毫升），午餐加一杯酸奶（100～125毫升）。对于儿童来说，早餐可以吃奶酪2～3片，课间喝一杯牛奶或酸奶。

职工食堂、学生食堂应考虑每天午餐供应酸奶、液态奶等，并鼓励就餐者选择奶类。

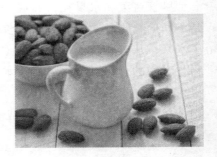

山区等地用奶粉冲调饮用也是很好的选择。

需要提醒的是，超重或肥胖者应选择用脱脂奶或低脂奶。乳饮料不是奶，购买时应仔细阅读食品标签。

11. 乳糖不耐受者也能饮奶

有些人由于体内缺少分解乳糖的酶，在喝牛奶后会出现腹胀、腹泻或腹痛等不适症状，称为乳糖不耐受。几乎所有动物的奶中都存在乳糖，只有通过加工后的奶制品乳糖含量较少

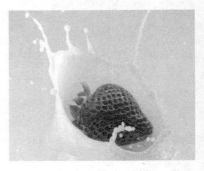

或几乎没有。对乳糖不耐受者可以采取下面的方法来帮助减轻症状。

（1）选择酸奶、奶酪等发酵型奶制品。

（2）选择低乳糖奶，可通过查看食品标签了解乳糖含量高低（奶制品营养标签中的碳水化合物主要指乳糖）。

（3）每次少量饮奶，分多次完成每日推荐量。

（4）不空腹饮奶，可与其他谷类食物同时食用。

（5）对于牛奶蛋白过敏的人，应避免食用奶制品。

12.常吃豆制品好

大豆包括黄豆、黑豆和青豆。大豆含有丰富的优质蛋白质（35％～40％），富含谷类蛋白质缺乏的赖氨酸，是与谷类蛋白质互补的理想食品。大豆中脂肪含量为15％～20％，其中不饱和脂肪酸占85％，亚油酸高达50％，还含有较多对心血管健康有益的磷脂。大豆还富含钾、钙和维生素E等。

另外，大豆还含有多种有益于健康的成分，如大豆卵磷脂、异黄酮、植物固醇、大豆低聚糖等。大豆卵磷脂是大豆油脂加工的副产品，是从大豆中提取的精华物质，是人体需要的脂类成分，可以乳化、分解油脂，阻止胆固醇在血管内壁的沉积，降低血黏度，促进血液循环，对预防心脑血管疾病有重要作用。大豆也能提高大脑活力，健脑益智，增强记忆力，预防老年痴呆，延缓衰老。大豆皂苷是一种天然的生物活性物质，可降低血液中胆固醇和甘油三酯水平，抗氧化，清除自由基，调节免疫功能。大豆异黄酮是黄酮类化合物中的一种，与雌激素有相似结构，故又称植物雌激素，具有抗氧化、降低胆固醇、预防心血管疾病、预防骨质疏松、改善女性绝经期症状等作用。

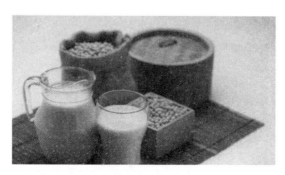

大豆制品通常根据其制作方法被分为两类。

（1）非发酵豆制品，如豆浆、豆腐、豆腐干、豆腐丝、豆腐脑、豆腐皮、香干等。

（2）发酵豆制品，如豆豉、豆瓣酱、腐乳等。

豆制品是很好的肉类替代品，是素食人群最主要的蛋白质来源。

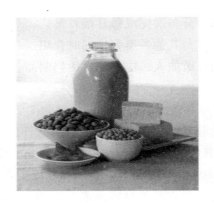

通常，发酵豆制品在制作过程中会加入大量盐，应控制摄入量。每周可用豆腐、豆腐干、豆腐丝、千张、素鸡等制品轮换食用，如早餐安排豆腐脑或豆浆，或者午餐、晚餐可以食用豆腐、豆腐丝（干）、千张、素鸡等做菜，既可变换口味，又能满足营养需求。

自制豆芽、豆浆也是不错的选择，豆芽中除含有原有的营养素外，还含有较多的维生素 C。因此，当新鲜蔬菜缺乏时，自制豆芽是维生素 C 的良好来源。

13. 坚果虽好不宜过量

坚果富含脂类和多不饱和脂肪酸、蛋白质、矿物质、维生素 E 和 B 族维生素，适量食用有助于预防心血管疾病。

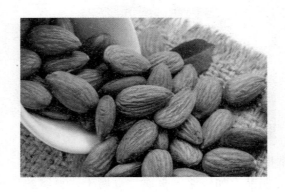

坚果是人们休闲、接待嘉宾、馈赠亲友时的常见食品和喜爱零食，是我国传统膳食的组成部分。坚果包括树坚果类的核桃、栗子、腰果、开心果、扁桃仁、杏仁、松子、榛子、白果，以及种子类中的花生、葵花子、南瓜子、西瓜子等。按营养特点区分，坚果可以分为富含淀粉类和富含油脂类两类。其中，栗子、莲子的淀粉含量较高，其他的基本上都属富含油脂一类。

坚果属于高能量食物，每人每周宜摄入 50 ～ 70 克（只计算果仁部分）。坚果好吃，很容易在不知不觉中吃多，这样会增加总能量摄入，造成能量过剩。

坚果既是传统的零食，又是烹饪的辅料。在两餐之间补充坚果类食品，既可丰富食物种类，又可补充营养。作为烹饪的辅料，如苔菜花生、西芹腰果、腰果虾仁等，都是美味菜肴。坚果还可以和主食类食物一起搭配食用，如和大豆、杂粮等一起做成五谷杂粮粥（如台州农村的咸酸粥）等。

需要注意的是，坚果最好选择原味的，因为加工过程通常会带入较多的盐、糖或油脂，选购时应注意阅读食品标签和营养成分表，尽量少吃这类坚果。

14. 对特殊人群的建议

（1）婴幼儿。婴儿满 6 个月后仍需继续母乳喂养，并逐渐添加各种食物，从富铁泥糊状食物开始，如 13 ～ 24 月龄婴儿，可以将蔬菜、水果、豆类、坚果类食物制成泥作为辅食，并且逐渐尝试更多种类的蔬菜、水果；避免整粒豆类、坚果类食物呛入气管发生意外；对于不能母乳喂养或母乳不足，应选择配方奶作为母乳的补充。

（2）儿童青少年。养成一日三餐规律就餐的良好饮食习惯，吃好早餐，早餐也有一定量的蔬菜、水果；日常引导和鼓励其多吃蔬菜和水果，天天喝奶，保证每天喝奶 300 毫升或相当量奶制品，少食含糖饮料、冰激凌、果脯、水果罐头等高盐高糖的零食。

（3）孕妇。孕妇每天新鲜蔬菜摄入量应保证在 400 克以上，并且有至少一半是绿叶蔬菜，以及适量的豆类、水果、坚果等，以满足孕期叶酸等 B 族维生素的需要，同时补充维生素 A；从孕中期开始，每天应该吃奶制品 500 克，以满足孕妇和胎儿对钙和优质蛋白质的需求。

（4）乳母。哺乳期要求每天吃新鲜蔬菜 500 克，其中深色蔬菜应该占 2/3 以上，可以补充维生素 A 和钾；奶制品和豆制品都是优质蛋白质的良好来源，每天都要按推荐量食用；每天吃新鲜水果 350 克左右，以增加母乳中的维生素 C 含量。

（5）老年人。老年人要保证每天能摄入 300 克液态奶，各种奶制品应采取多种组合方式搭配食用，可有效起到补钙、预防骨质疏松的作用。大豆制品，如豆浆、豆腐、豆腐干等，也是含钙较高的食物，要求每天都能进食一些。

大众膳食指南

1. 了解植物化学物

植物化学物是食物中已知必需营养素以外的一类化学物质，已日益引起人们的关注，被誉为"植物给予人类的礼物"。植物化学物是近年来人类一大重要发现，其重要意义可与抗生素、维生素的发现相媲美。

植物食品中含有上百种的植物化学物，熟知的有生物黄酮类、胡萝卜素类、芥子油苷、含硫化合物、植物雄激素、黄酮类、吲哚类、异黄酮类、番茄红素、对香豆酸、酚及多酚类、植物固醇类、萜类等。

所有植物性食品中都含有植物化学物，下列食物中富含对人体特别有益的植物化学物：全谷类、绿菜花、甘蓝、菜花、柑橘类水果、深绿色叶菜类、蒜、茶、草药及调味香料、洋葱、西红柿、大豆、葡萄酒等。

植物化学物虽非人体必需营养素，但其所具有的生理功能作用非凡，具体可归纳为调节免疫功能，抑制炎症过程，促进消化、影响血压、降低胆固醇、调节血糖，抗癌、抗微生物、抗氧化、抗血栓。

2. 十佳蔬果排行榜

（1）膳食纤维。膳食纤维是植物性食物中不能被人体消化的一部分物质（一大类糖类物质），对人体健康有显著的益处。自然界中有千种以上的膳食纤维。膳食纤维主要有以下五大作用。

①促进肠道健康。膳食纤维可以缓解便秘、促进益生菌生长，同时对于肠道屏障功能和免疫性非常重要。

②调节血糖和预防Ⅱ型糖尿病。

③容易使人产生饱腹感和调节体重。

④预防脂代谢紊乱、影响矿物质的吸收。

⑤预防某些癌症，如结肠癌。

中国营养学会推荐，成年人每日膳食纤维摄入量为 25 克。

膳食纤维最高的 10 种蔬菜、10 种水果（均为新鲜蔬菜和水果，不是干品，以下同）分别如表 16、表 17 所示。

表16　膳食纤维最高的10种蔬菜

单项排名	食物名称	膳食纤维（克/100克）
1	鱼腥草（根）	11.8
2	金针菜（黄花菜）	7.7
3	黄秋葵	4.4
4	毛豆	4.0
5	牛肝菌	3.9
6	彩椒	3.3
7	香菇	3.3
8	豌豆	3.0
9	春笋	2.8
10	南瓜（栗面）	2.7

表17　膳食纤维最高的10种水果

单项排名	食物名称	膳食纤维（克/100克）
1	酸枣	10.6
2	梨（库尔勒梨）	6.7
3	红玉苹果	4.7
4	椰子肉	4.7
5	桑椹	4.1
6	橄榄（白榄）	4.0
7	冬枣	3.8
8	人参果	3.5
9	芭蕉	3.1
10	大山楂	3.1

（2）维生素 C。维生素 C 又名抗坏血酸，是人体内重要的水溶性抗氧化营养素之一。维生素 C 缺乏导致的坏血病是最早被发现的维生素缺乏病之一，早在公元前 1550 年就有坏血病的记载。近年来，营养学界对人类维生素 C 的摄入量与慢性病的预防进行了很多研究，取得了重要的研究进展。维生素 C 主要有四大功能：

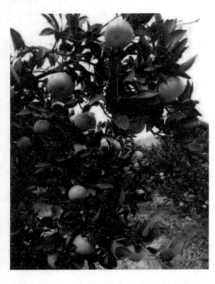

①参与体内多种重要物质代谢，如参与胶原蛋白合成，参与并促进胆固醇转化为胆汁酸的羟化过程。

②抗氧化作用，主要表现在以下几个方面：

第一，促进铁的吸收，辅助治疗缺铁性贫血。

第二，防治巨幼红细胞性贫血。

第三，预防动脉粥样硬化。

第四，防止和延缓维生素 A、维生素 E 的氧化。

第五，能与维生素 E 及 β-胡萝卜素联合作用，提高机体红细胞的抗氧化能力，保护红细胞，减少溶血的发生。

③提高机体免疫力。

④解毒作用。

中国营养学会推荐，成年人每日应该摄入维生素 C100 毫克，不能超过 2000 毫克。

维生素 C 含量最高的 10 种蔬菜、10 种水果分别如表 18、表 19 所示。

表 18　维生素 C 含量最高的 10 种蔬菜

单项排名	食物名称	维生素 C（毫克/100 克）
1	柿子椒	130
2	芥蓝	76
3	豌豆苗	67

单项排名	食物名称	维生素C（毫克/100克）
4	油菜薹	65
5	辣椒（青，尖）	62
6	菜花（花椰菜）	61
7	红薯叶	56
8	苦瓜（凉瓜）	56
9	西兰花（绿菜花）	51
10	萝卜缨（小萝卜）	51

表19 维生素C含量最高的10种水果

单项排名	食物名称	维生素C（毫克/100克）
1	刺梨	2585
2	酸枣	900
3	冬枣	243
4	沙棘	204
5	中华猕猴桃（毛叶猕猴桃）	62
6	红果（山里红，大山楂）	53
7	草莓	47
8	木瓜（番木瓜）	43
9	桂圆	43
10	荔枝	41

（3）钾。钾是一种重要的必需矿物质。人体的钾主要来自食物。钾主要有四大生理功能：

①参与糖和蛋白质代谢。

②维持细胞正常的渗透压和酸碱平衡。

③维持神经肌肉的应激性。

④维持心肌的正常功能。

中国营养学会推荐，成年人每日应该摄入钾 2000 毫克。

钾含量最高的 10 种蔬菜、10 种水果如表 20、表 21 所示。

表 20　钾含量最高的 10 种蔬菜

单项排名	食物名称	钾含量（毫克 /100 克）
1	蛇豆（大豆角）	763
2	榛蘑（水发）	732
3	慈姑	707
4	百合	510
5	鱼腥草	494
6	毛豆	478
7	竹笋	389
8	红心萝卜	385
9	红苋菜	340
10	豌豆	332

表 21　钾含量最高的 10 种水果

单项排名	食物名称	钾含量（毫克 /100 克）
1	牛油果（鳄梨）	599
2	椰子	475
3	枣	375
4	沙棘	359
5	芭蕉	330
6	菠萝蜜	330

单项排名	食物名称	钾含量（毫克/100克）
7	红果（山里红，大山楂）	299
8	海棠果	263
9	榴莲	261
10	香蕉	256

（4）胡萝卜素。胡萝卜素是一个大家族，其中最著名的是 β–胡萝卜素，它最早被发现和认识，维生素 A 还原活性最强，在人体内含量最高，在食物中分布最广，含量最丰富。

胡萝卜素对人体的功能主要通过维生素 A 来体现。

①视觉功能，维持良好的暗光视觉。

②维持皮肤黏膜完整性，包括眼睛结膜、角膜、皮肤毛囊、皮脂腺、汗腺、舌味蕾、呼吸道和肠道黏膜、泌尿和生殖黏膜等。

③维持和促进免疫功能。

④促进生长发育和维持生殖功能。

胡萝卜素含量最高的 10 种蔬菜、10 种水果如表 22、表 23 所示。

表 22　胡萝卜素含量最高的 10 种蔬菜

单项排名	食物名称	胡萝卜素（微克/100克）
1	红薯叶	5968
2	胡萝卜（红）	4130
3	芹菜叶	2930
4	菠菜	2920
5	豌豆尖	2710
6	茴香（小茴香）	2410
7	绿苋菜	2110
8	金针菜（黄花菜）	1840

单项排名	食物名称	胡萝卜素（微克/100 克）
9	生菜	1790
10	小白菜	1680

表23　胡萝卜素含量最高的 10 种水果

单项排名	食物名称	胡萝卜素（微克/100 克）
1	沙棘	3840
2	小叶橘	2460
3	哈密瓜	920
4	芒果	897
5	木瓜（番木瓜）	870
6	海棠果	710
7	杏	450
8	西瓜	450
9	枣	240
10	樱桃	210

3.为什么喝豆浆必须煮透

大豆含有胰蛋白酶抑制物、植物红细胞凝集素和脂肪氧化酶等一些抗营养因子，喝生豆浆或未煮开的豆浆后数分钟至 1 小时可能出现以恶心、呕吐、腹痛、腹胀和腹泻等胃肠症状为主的食物中毒。但生豆浆或未煮开的豆浆所含的抗营养物质热不稳定，通过一定时间的加热处理就可消除。要注意煮豆浆存在假沸现象，很多人看到豆浆加热后泡沫上涌就误以为已经煮沸，其实不然，生豆浆必须先煮沸，再改用小火继续维持煮沸 5 分钟以上，确保有害物质被彻底分解破坏后才能饮用。

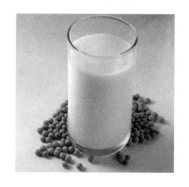

4.豆浆能否代替牛奶

豆浆和牛奶中的蛋白质含量相当，易于消化吸收，但豆浆和牛奶属于不同种类的食物。豆浆中的饱和脂肪酸、碳水化合物含量低于牛奶，不含胆固醇，并含有丰富的植物甾醇，适合老年人及心血管患者饮用；牛奶中钙的含量远高于豆浆，锌、硒、维生素 A、维生素 B_2 含量也比豆浆高。由此可见，两者在营养上各有特点，不可互相代替，最好每天都能饮用。

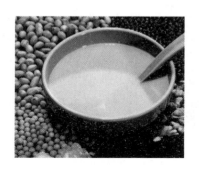

5.如何挑选牛奶制品

现在市场上的牛奶制品品种繁多，眼花缭乱。实际上，牛奶制品可分为纯奶制品和含乳饮料两大类。纯奶制品包括巴氏杀菌乳、灭菌乳、酸牛奶等，其配料为牛奶不加水（复原乳除外），其蛋白质含量一般在3%左右；含乳饮料的包装上标有"饮料""饮品""含乳饮料"等字样，其配料表注明除了牛奶外，一般还含有水、甜味剂等，其蛋白质含量不低于1%。两者是不同类型的奶制品，营养成分相差悬殊，不能混为一谈。消费者在选购时必须加以区别。

酸牛奶是纯牛奶经发酵制成的产品，不但具有牛奶的营养价值，而且酸牛奶所含有的乳酸菌等有益微生物会抑制人体肠道中的腐败菌，促进营养物质的消化吸收，所以是一种老少皆宜的营养食品，尤其是适合对乳糖不耐受人群饮用；巴氏杀菌乳是经过巴氏杀菌制成的纯奶，充分保持牛奶的营养与鲜度，但与酸牛奶相同，保质期较短，且须低温储存（2～6℃）；灭菌乳是牛奶经超高温瞬时灭菌，完全破坏其中可生长的微生物，可在常温下较长期保存，一般6个月左右。不同奶制品各有优缺点，就营养而言，灭菌乳的新鲜度和营养素有所流失，并且在较长的保质期内会继续损失。

复原乳又称"还原乳"，是指把牛奶浓缩、干燥成为浓缩乳或奶粉，再添加适量水，制成与原乳中水、固体物比例相当的乳液。通俗地说，复原乳就是

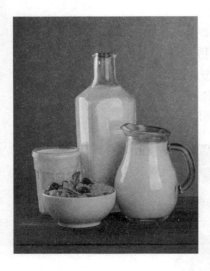

用奶粉勾兑还原而成的牛奶。国家标准允许酸牛奶和灭菌乳用复原乳作为原料，巴氏杀菌乳则不能用复原乳作为原料，并规定以复原乳为原料的产品应标明为"复原乳"，还要在产品配料表中如实标注复原乳所占原料比例。一般认为，由于复原乳经过两次超高温处理，营养成分（如维生素）有所流失，营养价值也可能较巴氏杀菌乳和灭菌乳乳略为逊色。

按含脂肪量的不同，牛奶产品有全脂、部分脱脂、脱脂之分。国家标准规定，巴氏杀菌乳、灭菌纯牛奶和纯酸牛奶的脂肪含量≥3.1%，部分脱脂为1.0%～2.0%，脱脂为≤0.5%。低脂和脱脂牛奶适合能量过剩的营养相关慢性病患者及需要限制和减少脂肪摄入的人群，建议老年人多喝低脂奶及其制品。

至于奶制品中的特浓奶、高钙奶、含锌奶等都是在牛奶中添加相关营养素制成的，是否需要服用这类人为添加营养素的奶制品，可以征询营养师意见或根据个体需要选用。

推荐四　适量吃鱼、禽、蛋、瘦肉，每天吃一个鸡蛋

【关键推荐】

1. 鱼、禽、蛋和瘦肉的摄入要适量。

2. 每周吃鱼 280 ～ 525 克，畜禽肉 280 ～ 525 克，蛋类 280 ～ 350 克，平均每天摄入总量 120 ～ 200 克。

3. 优先选择鱼和禽。

4. 吃鸡蛋不弃蛋黄。

5. 少吃肥肉、烟熏和腌制肉制品。

【重点解读】

1. 摄入动物性食物要适量

鱼、禽、蛋和瘦肉均属于动物性食物（平时讲的红肉是指所有哺乳动物的肉，包括牛肉、猪肉、羊肉、马肉和山羊肉等；白肉指鱼肉、鸡肉、鸭肉、兔肉等），富含优质蛋白质、脂类、脂溶性维生素、B族维生素和矿物质，是平衡膳食的重要组成部分。动物性食物蛋白质的含量普遍较高，其氨基 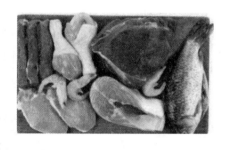 酸组成更适合人体需要，利用率高，是人体优质蛋白质的重要来源。但其脂肪含量较多，能量高，有些含有较多的饱和脂肪酸和胆固醇，摄入过多会增加肥

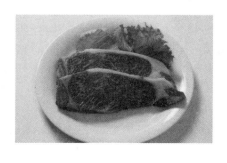

胖和心血管疾病等的发病风险，所以此类食物应当适量摄入。建议成人每天摄入 120 ～ 200 克动物性食品，即平均摄入鱼类 40 ～ 75 克，畜禽肉类 40 ～ 75 克，蛋类 40 ～ 50 克。

以日常生活中食用一块猪大排或一个鸡腿为例，它们的重量一般在 100 ～ 150 克，

去掉骨头后的可食部分还留下 70 ～ 100 克。也就是说，当天吃了猪大排或鸡腿已满足一天对畜禽肉类的需要。

如何做到"适量"摄入呢？可以从以下几个方面着手来做。

（1）通过营养学知识的学习，学会给自己或家庭编制每周的食谱，合理选择肉食。把动物性食物尽量分散安排到每个餐次，既不集中过量食用，也不清汤寡水、不见一点荤腥。

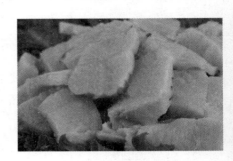

（2）将食材变"大"为"小"，如切成丝或片等，这既满足了佐餐之需，又能控制摄入量。

（3）少做全肉类菜肴，多做荤素搭配的。这样，不仅可以控制肉食的摄入，还可以增加蔬菜的摄入，可谓一举两得。

（4）外出就餐往往会过量摄入肉食，因此要合理安排外出就餐，点餐时要有意识地多点素菜，还可以用鱼和大豆制品代替畜禽肉。

2. 肥肉是否可以吃

通常把脂肪含量 ≤ 10% 的肉类称为瘦肉（通常肉眼看不到白色脂肪的肉），把脂肪含量超过 30% 的畜肉叫作肥肉（如肥猪肉、肥牛肉、肥羊肉等），这里所讲的肥肉通常指白色脂肪部分，"肥"字实际上就是指肉食中的"脂肪"含

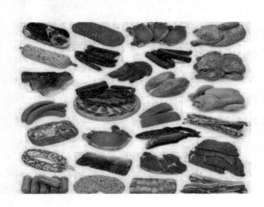

量较高。不同部位的肉，脂肪含量不一样。以猪肉为例，里脊肉、腿肉等脂肪含量就少一些，五花肉、臀尖肉、肘子肉等脂肪含量就高一些。畜肉脂肪的组成以饱和脂肪酸居多，猪肉脂肪中饱和脂肪酸含量一般占 35% ～ 45%，羊肉 45% ～ 55%，牛肉 50% ～ 60%。肥瘦程度不同的猪肉营养成分如表 24 所示。

表 24　不同肥瘦程度猪肉营养成分表

食物名称	能量（千卡）	水分（克）	蛋白质（克）	脂肪（克）	胆固醇（毫克）	维生素B₁（毫克）	维生素B₂（毫克）	铁（毫克）	锌（毫克）
猪肉（肥）	807	8.8	2.4	88.6	109	0.08	0.05	1.0	0.69
猪肉（瘦）	143	71.0	20.3	6.2	81	0.54	0.10	3.0	2.99
猪肉（里脊）	155	70.3	20.2	7.9	55	0.47	0.12	1.5	2.3
猪肉（五花）	349	56.8	7.7	35.3	98	0.14	0.06	0.8	0.73
猪肉（腿）	190	67.6	17.9	12.8	79	0.53	0.24	0.9	2.18

注：1 千卡 =4.2 千焦。

　　肥肉到底吃不吃呢？这要从肥肉所含有的脂肪量和脂肪酸的构成来分析再下定论。脂肪是人体能量的重要来源，是构成人体组织的重要成分，具有重要的生理功能，但摄入量过多，也会成为影响健康的危险因素。脂肪的能量密度高，在等重的情况下，提供的能量是碳水化合物的两倍多，因此吃肥肉很容易造成能量过剩而导致肥胖，进而成为心血管疾病和某些肿瘤发生的危险因素。肥肉脂肪中的饱和脂肪酸更能明显影响血脂水平，造成高脂血症。有证据表明，血脂水平升高，特别是血清胆固醇水平的升高是动脉粥样硬化的重要因素，膳食中饱和脂肪酸则是使血清胆固醇升高的主要脂肪酸。

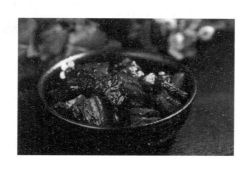

因此，世界卫生组织和《中国居民膳食营养素参考摄入量（2013版）》均建议饱和脂肪酸的摄入量应低于膳食总能量的10%。

综上可见，肥肉可以吃，但不宜多吃。

3.吃肉要优先选择鱼和禽

美食家有两句话很值得玩味，一句是"四条腿的不如两条腿的，两条腿的不如没有腿的"，另一句是"地上跑的不如天上飞的，天上飞的不如水里游的"。其实，这些话说得很有道理。

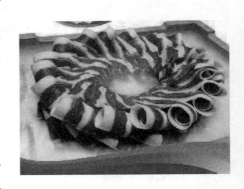

"四条腿的""地上跑的"泛指畜类，如猪、牛、羊；"两条腿的""天上飞的"指的是有翅膀的禽类，如鸡、鸭、鹅；"没有腿的""水里游的"泛指鱼、虾等。虽然这些都是动物性食物，大多数营养素种类和含量差不多，但是脂肪含量和脂肪酸的组成上有较大差异，对人体健康的影响也有所不同，因此在选择食用时应有先后。

畜肉的脂肪含量较高，以猪肉为最高，平均在30%左右，其次是羊肉，在15%左右，之后是牛肉，在5%左右。禽肉脂肪含量差别较大，鸡肉在9%～14%，鸭肉为20%左右。鱼肉的脂肪含量最低，在1%～10%。脂肪含量高的食物在同等食物重量的条件下，会提供更多的能量。

另外，它们所含脂肪中脂肪酸的组成比例也是不一样的。畜肉以饱和脂肪酸为主，禽肉以单不饱和脂肪酸为主，鱼类多以多不饱和脂肪酸为主。目前的研究认为，饱和脂肪酸的过多摄入会对心血管系统带来危害，而单不饱和脂肪酸和多不饱和脂肪酸对机体健康有一定的保护作用，当然，这个有益作用的前提是摄入的能量不过量。

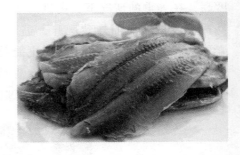

鱼类脂肪含量相对较低，且含有较多的不饱和脂肪酸，有些鱼类富含二十碳五烯酸和二十二碳六烯酸，对预防血脂异常和心血管疾病等有一定作用，应首选。禽类脂肪含量也相对较低，其脂肪酸组成优于畜类脂肪，应先于畜肉选

择。建议吃畜肉时要吃瘦肉。

目前，我国城镇居民食用动物性食物尤其是猪肉过多，所以应调整肉食结构，适当多吃鱼、禽肉，减少猪肉摄入。但也有相当一部分农村居民平均吃动物性食物的量不够，有条件的情况下还应适当增加。

4.每天一个蛋，蛋黄不能丢

在日常生活中，很多人在吃鸡蛋的时候，都把蛋黄丢弃了，原因是怕蛋黄中的胆固醇含量太高，对身体健康不利。那么，吃蛋黄真的不利健康吗？一天到底应该吃几个鸡蛋为好？

鸡蛋不但营养素含量丰富，而且质量相当好，是营养价值很高的食物。鸡蛋蛋白质含量在12%左右，氨基酸组成与人体需要最为接近、优于其他动物蛋白质。脂肪含量为10%～15%，主要存在于蛋黄中。蛋黄中的维生素种类齐全，包括所有的 B 族维生素、维生素 A、维生素 D、维生素 E 和维生素 K，以及微量的维生素 C。钙、磷、铁、锌、硒等矿物质含量也很丰富。具有这么好营养价值的鸡蛋为什么不可以多吃些呢？

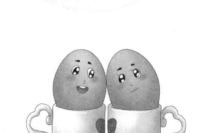

问题就出在鸡蛋中的胆固醇让人纠结。经测定，每百克全蛋中的胆固醇含量大约为585毫克，每百克蛋黄中为1510毫克。如果吃一个鸡蛋，那么摄入的胆固醇在200毫克左右。以前，我国的几个膳食指南都建议每天摄入的胆固醇要少于300毫克，这就让很多人不得不顾忌摄入过量的胆固醇了。但近期的研究表明，膳食中的胆固醇并不会危害健康，《中国居民膳食营养素参考摄入量（2013版）》已经取消了对膳食胆固醇的限制。

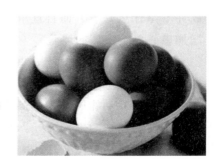

我们现在有必要重新认识胆固醇。胆固醇是人体需要的重要成分。人体各组织中都含有胆固醇，它是许多生物膜的重要组成成分。胆固醇是体内合成维生素 D_3 及胆汁酸的前体，维生素 D_3 调节钙磷代谢，胆汁酸能乳化脂类使之与消化酶混合，是脂类和脂溶性维生素消化吸收的必需条件。

人体自己有合成胆固醇的能力，每天合成出来的胆固醇量要远远大于通过膳食摄入的量。健康的机体都具有有效地调节摄入的和自身合成出来的胆固醇的功能，使其在体内保持一个平衡的状态。但对某些患有代谢性疾病的人群来说，这个能力会受到一定程度的影响，尚需注意额外多摄入的胆固醇会影响到血脂的代谢。血脂是血中所含脂质的总称，其中主要包括胆固醇和甘油三酯。现有研究结果证实，高胆固醇血症最主要的危害是易引起冠心病及其他动脉粥样硬化性疾病。

现有研究已经证实，对于健康人群来说，每天吃 1 个鸡蛋，对血清胆固醇水平影响很小，而其带来的营养效益远高于其所含 200 毫克胆固醇的影响。因此，建议每日吃 1 个鸡蛋，蛋白、蛋黄都要吃。

需要特别提醒的是，无论白皮蛋还是红皮蛋，无论土鸡蛋还是洋鸡蛋，它们中的营养素含量没有显著差别。

5.动物内脏能不能吃

中式烹调里用到内脏类食物的并不少，像耳熟能详的爆炒腰花、夫妻肺片等还是传统名菜。卤味店的各式卤味更是由内脏食物唱主角。那么，我们能不能吃这些内脏食品呢？这要从它们的营养价值说起。尽管内脏类食物的营养特点并不完全相同，但总的来说，蛋白质、钾、铁、锌的含量都很高，猪肝中尤其富含维生素 A。另外，一般内脏食物中的脂肪、胆固醇含量也较高，如每100 克猪脑中胆固醇含量高达 2571 毫克，每 100 克猪大肠中的脂肪为 18.7 克。正因为猪大肠"脂厚"的特点，才被人们当作美食百吃不厌。但脂肪含量这么高并不是什么好事，而且这里面的脂肪大多数又是饱和脂肪酸，过量的摄入会增加患心血管疾病的风险。

那么，到底能不能吃这些内脏呢？这不能一概而论。对于健康人群来说，这些动物内脏适量吃一些是可以的，但是不能过量；对于一些慢性病人群来说就要注意了，动物内脏中的高脂肪、高胆固醇都会对血脂产生影响，因此还是要限制这些食物的摄入为好。

6.少吃烟熏和腌制肉制品

肉制品是指经过盐渍、风干、发酵、熏制或其他为增加口味或改善保存而处理过的肉类，包括猪肉、牛肉及其他红肉、禽肉、动物杂碎，也包括血在内的肉类副产品，如香肠、火腿、牛肉干、肉类罐头、肉类配料及调味汁等。

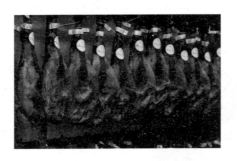

烟熏和腌制动物性食物虽然是我国传统保存食物的方法，但是这些加工方法不仅使用了较多的食盐，还存在一些食品安全和健康隐患，长期食用会对人体健康产生危害（世界卫生组织已有令人信服的循证研究证明，烟熏盐浸加工肉制品致结肠癌），这种危害与食用的量有密切关系，但是目前还没有确定的结果表明吃多少才是安全的。因此，"少吃"烟熏和腌制肉制品可减少带来疾病的风险。

7. 多蒸煮，少煎炸

食物在烹调过程中损失营养素是不可避免的，但选择适当的方法，合理烹调，就能最大限度地保留食物中的营养素。

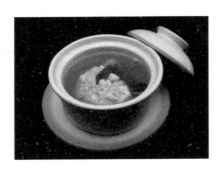

动物性食物采用炸、煎、烤等烹调方法往往更能增加美味，增进食欲。但这些烹调方法可能会带来更多的健康风险。因为高温油炸时，食物中的营养素会遭到破坏，食物中的蛋白质、脂肪在高温油炸或烧烤时会产生一些具有致癌性的化合物。同时，油炸会增加食物的脂肪含量，使人在无形中增加了脂肪的摄入量。所以，烹调动物性食物时要少采用炸、煎、烤等方法，最好采用蒸、煮、炖和炒的方法。如果要使用煎炸的烹调方法，可以采用一些保护性措施，如用淀粉上浆挂糊，把食物包裹起来后再烹调，这样会减少营养素的损失，避免致癌性化合物的产生。

8. 炖汤不能弃肉

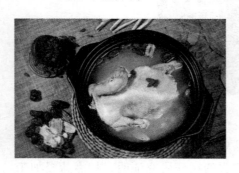

有人喜欢炖汤喝，如鸡汤、鱼汤、骨头汤等，一碗热汤清香四溢、回味无穷。但不少人喝了汤后，认为营养都在汤里，剩下的肉没有什么营养了，而且味道不好，就全部丢弃了。实际上，这种做法很不对，造成食物资源的极大浪费。因为汤中除了水外，其他的营养物质都来自煲汤的原料。原料中的营养物质并不是全部被溶解在汤里的，只有部分的水溶性维生素、矿物质、脂肪、蛋白质溶解在汤里，其他的营养素仍留在肉里。营养专家通过瓦罐鸡实验来比较鸡汤和鸡肉中营养素的含量，检测结果表明，鸡肉的营养素含量远远高于鸡汤，如表 25 所示。所以，大家喝汤的时候也要吃肉，这样才能更好地摄取食物中的营养物质。

表 25　瓦罐鸡的鸡肉和鸡汤部分主要营养素含量比较（每 100 克）

营养素	鸡 肉	鸡 汤	营养素	鸡 肉	鸡 汤
能量（千卡）	190	27.0	烟酸（毫克）	0.5	0
蛋白质（克）	20.9	1.3	钙（毫克）	16.0	2
脂肪（克）	9.5	2.4	钠（毫克）	201	251
维生素 A（微克 RE）	63.0	0	铁（毫克）	1.9	0.3
核黄素（毫克）	0.21	0.07	锌（毫克）	2.2	0

注：1 千卡 =4.2 千焦。

9. 对特殊人群的建议

（1）婴幼儿。婴儿从 7 月龄起，在继续母乳喂养的同时，应添加富铁的肉泥等辅食。

（2）孕妇乳母。孕妇应常吃动物肝脏、血、畜禽肉、鱼类等含铁丰富的食物，孕中晚期应适量增加鱼、禽、蛋、瘦肉等富含优质蛋白质和矿物质食物的摄入；乳母应增加富含优质蛋白质及维生素 A（动物肝脏、蛋）的动物性食物和海产品。

（3）老年人。常吃富含优质蛋白质的动物性食物，如红肉（瘦肉）、海鱼等，对延缓肌肉衰减、保持健康体重具有重要作用。

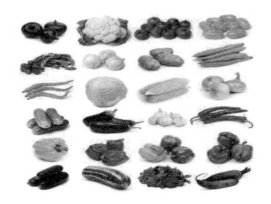

【知识链接】

1.饱和脂肪酸

饱和脂肪酸是指不含双键的脂肪酸。饱和脂肪酸存在于所有的动植物性食物脂肪中。一般来说，动物性食物脂肪（如猪油、牛油、羊油、奶油等）中的饱和脂肪酸含量相对较高，但不是绝对的，如棕榈油、椰子油、可可油中也含有较多的饱和脂肪酸。鱼类脂肪中饱和脂肪酸含量相对较低。

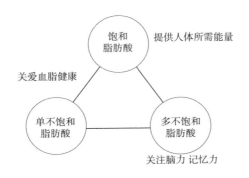

饱和脂肪酸除了构成人体组织外，一个重要的生理功能是提供人体能量。饱和脂肪酸可使血清低密度脂蛋白胆固醇水平升高，是动脉粥样硬化的重要因素。但饱和脂肪酸相对不易被氧化产生有害的氧化物、过氧化物等，人体不应完全排除饱和脂肪酸的摄入。世界卫生组织和《中国居民膳食营养素参考摄入量（2013版）》均建议饱和脂肪酸的摄入量应低于膳食总能量的10%。

2. 不饱和脂肪酸

除饱和脂肪酸以外的脂肪酸就是不饱和脂肪酸。不饱和脂肪酸是构成人体内脂肪的一种脂肪酸，也是人体不可缺少的脂肪酸。不饱和脂肪酸分为单不饱和脂肪酸和多不饱和脂肪酸两种。在食物脂肪中，单不饱和脂肪酸有油酸等，多不饱和脂肪酸有亚油酸、亚麻酸、花生四烯酸等。自然界中比较常见的不饱和脂肪酸主要分为三大类：以茶油所含油酸为代表的 $\omega-9$ 系列不饱和脂肪酸、以植物油中所含的亚油酸为代表的 $\omega-6$ 系列不饱和脂肪酸以及鱼油中所含的 $\omega-3$ 系列不饱和脂肪酸。

人体不能合成亚油酸和亚麻酸，必须从膳食中补充。

不饱和脂肪在室温中呈液态状态。不饱和脂肪酸具有重要的生理功能：与细胞膜的结构和功能直接相关，以保证细胞的正常生理功能；是合成人体前列腺素的前体物质；参与胆固醇代谢，降低血脂；提高脑细胞的活性，增强记忆力和思维能力；等等。

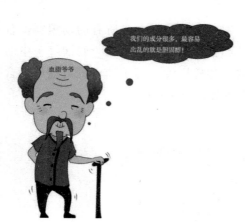

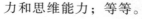

但摄入过多的不饱和脂肪酸也会使体内有害的氧化物、过氧化物等增加，对机体产生不利影响。

3. 科学认识胆固醇

胆固醇属于类脂，广泛存在于动物性食品之中。人体各组织中皆含有胆固醇，胆固醇在体内还可以转变成多种激素，影响蛋白质、糖、脂类、电解质、矿物质和水的代谢。常见动物性食物胆固醇含量如表26所示。

表 26　常见动物性食物胆固醇含量（毫克 /100 克可食部）

食物名称	含　量	食物名称	含　量	食物名称	含　量
猪肉（肥瘦）	80	牛脑	2447	鸭蛋	565
猪肉（肥）	109	猪肾	354	咸鸭蛋	647
猪肉（瘦）	81	鸡（均值）	106	鲤鱼	84
牛肉（肥瘦）	84	鸭（均值）	94	青鱼	108
牛肉（瘦）	58	鹅	74	海鳗	71
羊肉（肥瘦）	92	鸡肝	356	带鱼	76
羊肉（瘦）	60	鸭肝	341	对虾	193
猪肝	288	鹅肝	285	海蟹	125
牛肝	297	鸡蛋	585	赤贝	144
猪脑	2571	鸡蛋黄	1510	乌贼	268

注：引自杨月欣、王光亚、潘兴昌主编的《中国食物成分表（2002）》和杨月欣主编的《中国食物成分表（2004）》。

血脂包括胆固醇。高胆固醇血症最主要的危害是易引起冠心病及其他动脉粥样硬化性疾病。使血清胆固醇升高的主要是膳食中的饱和脂肪酸。

人体内的胆固醇除经膳食摄入的外，由肝脏合成的为主要来源。经膳食摄入的胆固醇仅占体内合成胆固醇的 1/7 ～ 1/3。2013 年，中国营养学会在《中国居民膳食营养素参考摄入量（2013 版）》中去掉了膳食胆固醇的上限值，但这并不意味着可以毫无节制地摄入胆固醇，对于具有慢性病或血脂偏高的成年人来说，仍需注意。

4. 红皮鸡蛋与白皮鸡蛋的营养价值比较

不少人在买鸡蛋时，非常讲究鸡蛋皮的颜色，专挑红皮鸡蛋，认为红皮鸡蛋比白皮鸡蛋的营养价值高，其实不对。研究表明，红皮鸡蛋与白皮鸡蛋营养素含量并无显著差别（表 27）。从表 27 中可以看出，两者蛋白质含量均为12% 左右；脂肪含量是红皮的略高，约为 11.1%；白皮的略低，为 9%；碳水化合物两者差别不明显；维生素 A 含量是白皮的较高，红皮的较低，维生素

E 是白皮较低，红皮较高；其他营养素含量比较，相差不明显。

表27　红皮鸡蛋、白皮鸡蛋和土鸡蛋营养素含量比较（每100g可食部）

食物名称	白皮鸡蛋	红皮鸡蛋	土鸡蛋
蛋白质（克）	12.7	12.8	14.4
脂肪（克）	9	11.1	6.4
碳水化合物（克）	1.5	1.3	5.6
胆固醇（毫克）	585	585	1338
维生素 A（微克 RE）	310	194	199
维生素 E（毫克）	1.23	2.29	1.36
维生素 B_1（毫克）	0.09	0.13	0.12
维生素 B_2（毫克）	0.31	0.32	0.19
烟酸（毫克）	0.2	0.2	0
钙（毫克）	48	44	76
镁（毫克）	14	11	5
铁（毫克）	2	2.3	1.7
锌（毫克）	1	1.01	1.3
硒（微克）	16.55	14.98	11.5
铜（毫克）	0.06	0.07	0.32
锰（毫克）	0.03	0.04	0.06

注：引自杨月欣、王光亚、潘兴昌主编的《中国食物成分表（2009）》和杨月欣主编的《中国食物成分表（2004）》。

蛋壳的颜色主要取决于一种称为卵壳卟啉的物质。有些鸡血液中的血红蛋白代谢可产生卵壳卟啉，因而蛋壳呈浅红色；有些鸡不能产生卵壳卟啉，因而蛋壳呈现白色。这完全是由遗传基因决定的。因此，人们在选购鸡蛋时无须在意蛋皮的颜色。

5."土鸡蛋"与"洋鸡蛋"的营养价值比较

所谓的"土鸡蛋",是指农家散养的鸡所生的蛋;所谓"洋鸡蛋",是指养鸡场用合成饲料养的鸡下的蛋(俗称"饲料蛋")。这两种鸡蛋哪种营养价值更高,目前还存在不少争议。有人认为,土鸡在自然环境中生长,吃的都是天然食物,产出的鸡蛋品质自然会好一些。而一般养鸡场生产的鸡蛋因采用了专门的产蛋鸡种和人工饲料,其营养价值不如土鸡

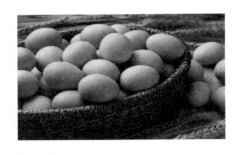

蛋。为此,很多人宁愿花更多的钱购买土鸡蛋。那么,"土鸡蛋"和"洋鸡蛋"两者到底有没有区别,哪个营养价值更高呢?

当然,严格意义上的土鸡应该是完全散养的,主要以虫子、野草、野果等为食物,没有专门饲料。而养鸡场里的鸡经过选种、圈养,所吃的食物都是经过科学配比的合成饲料,所产鸡蛋个头比较大,但蛋黄没有土鸡蛋大。

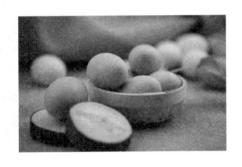

两类鸡蛋的营养素含量比较如表27所示,可以看出大多数营养素含量并无实质差别,两者互有高低,但土鸡蛋胆固醇含量较高,这可能与蛋黄所占比例较大有关。

媒体已多次曝光,一些不法生产商和不良商家为了追求利益,利用人们的盲从心理,采取饲料中加色素使蛋黄颜色变深,或在饲料蛋中挑选体形小的来冒充土鸡蛋等。为此,提醒广大消费者要理性购买鸡蛋。

6.鲍鱼和鱼翅的营养价值有多高

鲍鱼和鱼翅自古被人们奉为上品,有"一口鲍鱼一口金"和"鱼翅价格比黄金"的说法。那么,两者的营养价值是否也像其价格一样高呢?研究表明,其实并不是物有所值。

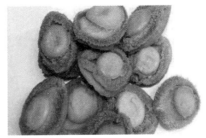

鲍鱼的营养价值并不突出。据营养成分分析，每 100 克鲍鱼中含蛋白质 12.6 克，并不比黄鱼多，与田螺相近；脂肪含量较低，但是胆固醇含量较高，是大黄鱼的 2.8 倍，是田螺的 1.6 倍；维生素 A 和维生素 E 的含量较高，但 B 族维生素含量不高；钙、钠、铁、锌、硒的含量较高，但锌含量不如田螺，硒含量不如大黄鱼。鲍鱼中的营养素含量与其他水产动物比较，也是有高有低，并不是像人们所认为的营养价值很高。

鱼翅主要是由鲨鱼的鳍制成。营养成分分析结果显示，鱼翅也并无特别之处，其含有的蛋白质、脂肪及矿物质很难吸收，因此吃个鸡蛋吸收的营养都比鱼翅多。更何况假鱼翅曾一度泛滥，其含有的镉、甲基汞对人体危害极大。无论从保护动物还是从营养学角度来说，都应该抵制食用鱼翅。

推荐五　低盐低糖低脂肪，过量饮酒损健康

【关键推荐】

1.培养清淡饮食习惯，少吃高盐和油炸食品。成人每天食盐不超过 6 克，每天烹调用油控制在 25 ～ 30 克。

2.控制添加糖的摄入量，每天摄入不超过 50 克，最好控制在 25 克以下。

3.每日反式脂肪酸摄入量不超过 2 克。

4.足量饮水。成年人每天喝 7 ～ 8 杯（1500 ～ 1700 毫升）水，提倡饮用白开水和茶水；不喝或少喝含糖饮料。

5.儿童少年、孕妇、乳母不应饮酒。成人如饮酒，男性一天饮用酒的酒精量不超过 25 克，女性不超过 15 克。

【重点解读】

1.少吃高盐、高脂食品

日常生活中，不乏"重口味"族，喜欢高盐、高脂的饮食，因这类饮食味道比较重，更能刺激人的食欲。食盐是食物烹饪或加工的主要调味品，也是人体所需要的钠和氯的主要来源。烹调油包括植物油和动物油，是人体必需脂肪酸和维生素 E 的主要来源，也有助于食物中脂溶性维生素的吸收利用。目前，我国多数居民的食盐和烹调油摄入量过高。现有研究已有充分证据表明，高盐、高脂等不健康饮食是当前我国慢性病高发并快速发展的主要行为危险因素之一。

（1）关于盐和高血压。钠是人体必需的营养素，可以维护体液电解质平衡和神经系统功能。食盐是钠的主要来源，每克盐中含钠约 400 毫克。但有研究表明，钠摄入量过高会升高血压，而

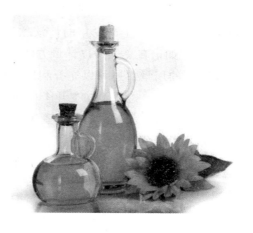

降低钠摄入量，能有效降低高血压病人的血压。高盐饮食影响血压的特点是可以改变血压昼高夜低的变化规律，变成昼高夜也高，大大增加发生心血管意外的危险性。需要注意的是，超重和肥胖者的血压对食盐也敏感。

（2）关于烹调油和肥胖。烹调油包括动物油和植物油。常见的植物油有花生油、芝麻油、大豆油、葵花子油、菜子油、玉米油和橄榄油等；常见的动物油有猪油、牛油、羊油、奶油（黄油）和鱼油等。烹调油的主要成分是脂肪，脂肪重要的营养作用是提供能量、组成细胞的重要成分、促进脂溶性维生素的吸收等。但烹调油也是一种高能量的食物，多吃就是多摄入能量。如果摄入的能量没有消耗掉，就会积累下来变成脂肪储存在体内，长此以往就可能产生超重甚至肥胖。肥胖是高血脂、高血压、糖尿病、动脉粥状硬化、冠心病、脑卒中等慢性病的危险因素。因此，为了预防慢性病的发生，我们最好还是适当少吃油。

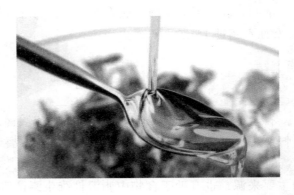

（3）口味是可以养成和改变的。要改变"重口味"的不健康饮食习惯，就必须从小培养儿童少年的清淡饮食习惯，并逐步将成人的口味由"重"变"淡"。例如，在烹饪中以计量方式（如定量盐勺、带刻度油壶）减少食盐、油等调味料的用量，还可以充分利用食材本身的味道，搭配出不同口感、色泽多彩的美味佳肴。这里不妨支几个能减盐、减油的妙招，以飨读者。

①选择新鲜食材，用蒸、煮等方法尽量保留原味。

②烹调时多用醋、柠檬汁、香料、姜等调味，替代一部分盐和酱油。

③尝试用柠檬、香芹、香菜、香菇、洋葱等有特殊香味的食物做搭配。

④以加工肉类和腌制肉类为食材的，烹调前先焯水减少盐分，然后按照荤素搭配的方法制作菜肴，可有效减少盐的摄入。

2.警惕食物中"隐藏着"的盐

食盐是千家万户不可或缺的日常食用品，在烹调中起着调制口味和增强风味的作用。随着健康生活方式知识的普及，人们对盐吃多了对健康不利已有了认识。但要真正做到成人每人每天的食盐量控制在 6 克以内，就必须识别和了解家庭有哪些常见的"隐藏着"的盐、日常吃零食"隐藏着"的盐，否则一不小心盐就吃多了。

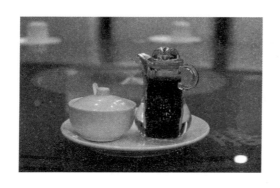

盐包括有形的盐和无形的盐，有形的盐以食盐为代表，无形的盐是指隐藏在食品、加工食品中的盐，有时感观不咸的食物也含有盐，因此许多含盐量高的食物容易被忽略，稍不留意就多吃了。

调味品，如味精、鸡精、酱油、辣椒酱、豆瓣酱、甜面酱、苏打、调料包、汤料包等，都是高盐的；普通食品，如腊肉、奶酪、挂面、火腿、虾皮、榨菜等，都含有盐；话梅、薯片、椒盐花生等零食中也含有盐。

所以，在考虑每天盐的摄入量时，千万不要忽略了这些"隐藏着"的盐，如表 28 所示。

表28　常见食物中高钠含量食物表（/100 克食物）

食物名称		钠（毫克）	相当于盐含量（克） 1 克 Na×2.54= 盐
零食类	蚕豆（炸）（开花豆）	547.9	1.39
	海带菜	2511.7	6.38
	螺旋藻（干）	1624.0	4.12

食物名称	钠（毫克）	相当于盐含量（克） 1 克 Na×2.54＝盐
紫菜（干）	710.5	1.80
山核桃（熟）	855.5	2.17
开心果（熟）	756.4	1.92
松子（熟）	666.0	1.69
葵花子（熟）	634.7	1.61
龙虾片	639.5	1.62
春卷（素馅）	535.8	1.36
海苔	1599.1	4.06
奶油五香豆	1577.0	4.01
方便面	1144	2.91
怪味胡豆	1102.1	2.80
玉米片	725.0	1.84
薯圈	701.6	1.78
饼干（咸）	697.2	1.77
洋葱圈	519.0	1.32
薯片（烧烤味）	508.6	1.29
甘草杏	2574.2	6.54
地瓜干	1287.4	3.27
九制梅肉	958.0	2.43
雪梅	895.6	2.27
山楂脯	619.3	1.57

（零食类）

续　表

食物名称	钠（毫克）	相当于盐含量（克） 1克 Na×2.54= 盐
午餐肉	528.7	1.34
盐水鸭（熟）	1557.5	3.96
扒鸡	1000.7	2.54
酱鸭	981.3	2.49
低脂奶酪	1684.8	4.28
奶酪（干酪）	584.6	1.48
咸鸭蛋	2706.1	6.87
鹌鹑蛋（五香罐头）	711.5	1.81
海参（干）	4968	12.62
虾米（海米，虾仁）	4891.9	12.43
鱼片干	2320.6	5.89
鲍鱼（干）	2316.2	5.88
草鱼（熏）	1291.8	3.28
蟹足棒	1242.0	3.15
鱼丸	854.2	2.17
海参	502.9	1.28
鸡粉	19041.8	48.37
鸡精	18864.4	47.92
味精	8160	20.73
辣椒酱（辣椒糊）	8027.6	20.39
老抽	6910.4	17.55
生抽	6384.7	16.22
豆瓣酱	6012	15.27

（肉类、鱼类：午餐肉至海参；调味品：鸡粉至豆瓣酱）

食物名称		钠（毫克）	相当于盐含量（克） 1克 Na×2.54= 盐
调味品	酱油（均值）	5757	14.62
	腌韭菜花	5184	13.17
	榨菜	4252.6	10.8
	萝卜干	4203	10.68
	大头菜	6060	15.39
	腐乳（红）（酱豆腐）	3091	7.85
	甜面酱	2097.2	5.33
	番茄沙司	1046.8	2.66
	沙拉酱	733.6	1.86
其他	龙须面	711.2	1.81
	油条	585.2	1.49
	面包（均值）	230.4	0.59
	咸面包	526	1.34
	豆腐丝（油）	769.4	1.95
	豆腐干	690.2	1.75
	素火腿	675.9	1.72
	热狗（原味）	684.0	1.74
	比萨饼（夹奶酪）	533.0	1.35
	三明治（夹火腿、干酪）	528.0	1.34

注：杨月欣等《中国食物成分表（2009）》《中国食物成分表（2004）》。

我国颁布的《预包装食品营养标签通则》（GB 28050—2011）中规定，在食品标签的营养成分表上强制标示钠含量，所以在购买加工食品时，一定要关注它的"营养成分表"，了解这份食品中的钠含量。把钠的重量（克）乘以 2.5

约为食盐的含量。一般而言，超过钠 30% NRV（营养素参考值）的食品需要注意少购少吃。

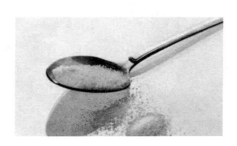

日常生活中减盐的 5 个方法。

（1）烹饪时掌握量化，逐渐减少用盐量。使用限盐勺、限盐罐，每餐按量放入菜肴。

（2）使用替代的方法，在烹调时多用醋、柠檬汁、香料、姜等调味，替代一部分盐和酱油。

（3）烹饪肉类时常常用盐较多，平时适量食用可减少盐的摄入。而蔬菜则不易吸盐。

（4）烹饪方法要多样，要多采用蒸、炖、煮等烹调方式，享受食物天然的味道。不是每道菜都需要加盐，最后一道汤可以不加盐。

（5）少吃零食，学会看食品标签，拒绝高盐食品。

3. 减少用油同样美味

用煎、炸等烹饪方法做出的菜品能促进食欲，但这些烹调方法明显增加食品的含油量，使其成为高能量食品。反复高温油炸更会产生多种有害物质，对人体健康造成严重影响。

那么，少用油能不能同样做出好吃的菜呢？答案是肯定的。我们可以在烹调时尝试定量用油，并选择能减少用油的烹调方法。比如，总量控制，每天把全家一天的可用油量倒入带刻度的油壶，再控制好每餐使用量，有剩余最好。再如，动物性食材可以多采用蒸、炖、煮、水滑等烹调方法，避免油煎、油炸；蔬菜也并不是都要油炒，可以采用白灼、蒸、凉拌等方法；制作菜品时配以酸、辣等适口调味品来调节菜肴的口味，同样可以做到可口好吃，这样会让人逐渐爱上低油的食物。

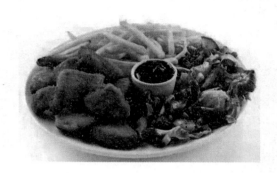

4.油炸食品不宜多吃

油炸食品中含有大量的脂肪，由于口感好，香气扑鼻，令人难以拒绝。脂肪是高能量的营养素，经过油煎炸后，食物能量会增加许多。同样的鸡翅、土豆等，油炸后的能量就会比采用蒸、煮的方法增加很多，这些增加的能量均来自烹调油。

当前，因能量过剩所导致的诸如超重和肥胖等已经成为我国居民的重要健康问题，而控制能量过多摄入是防止能量过剩的重要手段。此外，一些富含淀粉类的食品，如薯片、薯条等，会在高温油炸的过程中产生丙烯酰胺等多种有害成分。原国家卫生部发布的《食品中丙烯酰胺的危险性评估》指出，丙烯酰胺具有潜在的神经毒性、遗传毒性和致癌性。国际癌症研究机构已将丙烯酰胺列为 2 类致癌物（2A），即人类可能致癌物。因此，为了大家的身体健康，一定要少吃油炸食物。

5.食用油应轮换着用

食用油的主要成分是脂肪酸，包括饱和脂肪酸、单不饱和脂肪酸和多不饱和脂肪酸，符合人体科学代谢营养要求的脂肪摄入应使前述 3 种脂肪酸的比例为 1：1：1。而长期食用单一食用油容易造成脂肪酸比例不均衡。因此，建议在日常生活中不能长期食用一种油，要经常更换种类，多种食用油轮换着食用，以求达到脂肪酸的平衡。

由于食用油保质期较短，一般为 18 个月，若存放时间过长，或者不注意阴凉、干燥和避光保存，都容易引起食用油氧化酸败，产生有害物质，影响人体健康。所以，买油时以挑选小瓶装的为宜。

目前，市场上食用油种类较多，主要品种有橄榄油、茶油、花生油、大豆油、调和油等，其营养特点各不相同。

（1）橄榄油和茶油。橄榄油富含油酸和 ω－3 多不饱和脂肪酸，对代谢综合征的防治有特殊作用。橄榄油能升高高密度脂蛋白胆固醇（常称为好胆固醇），降低低密度脂蛋白胆固醇（常称为坏胆固醇），减少心脑血管疾病的发生风险。橄榄油具有抗氧化性能和很高的油酸含量，使其在高温时化学结构仍能保持相对稳定，比较适合煎炸。我国的茶油资源丰富，其营养特点和功用与橄榄油相似，但价格远不及正宗的橄榄油。因此，我们可以更多地选用茶油来代替进口的橄榄油。特别对患有高血压、冠心病、糖尿病的人群，建议尽可能使用茶油或橄榄油。

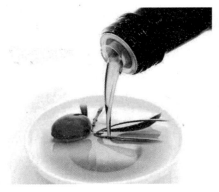

（2）花生油。花生油的脂肪酸构成比较合理，含不饱和脂肪酸 80% 左右，含饱和脂肪酸 20% 左右，易于人体消化吸收，降低血清胆固醇含量，有助于预防动脉硬化和冠心病。花生油在一般贮藏条件下会发生自动氧化酸败，尤其是夏天，宜在温度低于 15℃的地方贮藏。

（3）大豆油。大豆油是人们最常用的食用油，含有丰富的亚油酸，亚油酸是人体必需的脂肪酸，有显著的降低血清胆固醇含量、预防心血管疾病的作用。幼儿缺乏亚油酸，皮肤会变得干燥，鳞屑增厚，发育生长迟缓；老年人缺乏亚油酸，会引起白内障及心脑血管病变。由于大豆油的不饱和脂肪酸含量高，在高温下易氧化变质，所以大豆油不适合用于高温烹饪，如煎炸。大豆油在长期储存时，油脂会自动氧化，油色由浅变深，此时便不宜继续长期储存。

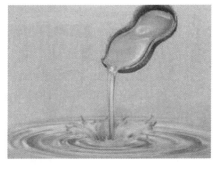

（4）调和油。调和油是将两种以上经精炼的油脂按比例调配制成的食用油，一般选用精炼大豆油、菜子油、葵花子油、棉子油等为主要原料，还可配有橄榄油、茶油、花生油及其他精炼过的油脂等，弥补了单一品种食用油营养功能、配比不合理的缺陷。因此，调和油既可满足人们的口味调剂，又顺应人体的营养需求，是最受消费者欢迎的食用油品种。

6.认识橄榄油

橄榄油比其他植物油营养价值高吗？橄榄油的油酸含量高达70%以上，油酸不是人体必需脂肪酸，它的主要功能和所有脂肪酸一样，只是提供能量。冷榨未精炼的橄榄油中还会含有较多的多酚类化合物等抗氧化剂。橄榄油的必需脂肪酸特别是 α-亚麻酸含量很低（<1%总脂肪酸），所以从营养价值来讲，它并不比菜子

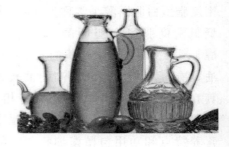

油、大豆油、亚麻子油、紫苏油等好，特别是对素食人群。但它也有优势，如富含多酚类抗氧化剂和不饱和脂肪酸，烟点值远高于其他常用的食用油，适合食物煎炸；特级初榨橄榄油是纯天然食品，具有独特的橄榄果香味，口感丰富，既可用于凉拌，又具很强的提味功能。

7.远离食品中的反式脂肪酸

常用植物油的脂肪酸均属于顺式脂肪酸。部分氢化的植物油可产生反式脂肪酸，如人造黄油、起酥油等都含有一定量的反式脂肪酸。另外，在植物油精炼以及植物油反复油炸的过程中也可能形成一些反式脂肪酸。

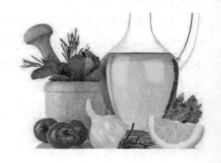

研究表明，反式脂肪酸摄入量多时可升高低密度脂蛋白胆固醇，降低高密度脂蛋白胆固醇，增加患动脉粥样硬化和冠心病的危险性。反式脂肪酸会干扰必需脂肪酸代谢，可能影响儿童的生长发育及神经系统健康。

我国居民膳食中的反式脂肪酸主要来自加工食品，其中所使用的植物油来源最多，如使用人造黄油的蛋糕、含植脂末的奶茶等。按要求，成人每天摄入反式脂肪酸不要超过2克。

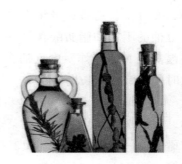

怎样才能知道食品中是不是用了氢化油脂呢？根据食品安全国家标准《预包装食品标签通则》（GB 7718-2011），已经包装好了的食品标签上，必须写明配料。如果配料表里出现了诸如"氢化植物油""植物奶油""植物黄油""人造黄油""人造奶油""植脂末""麦琪林""起酥油"等用词，你就要注意了，这些其实都是氢化植物油相关的产品，但是氢化植物油不等于反式脂肪酸。食品中到底有没有反式脂肪酸，最终还要看它的"营养成分表"。因为《预包装食品营养标签通则》（GB28050-2011）中规定：如果配料中使用了氢化植物油，必须在"营养成分表"中标注反式脂肪酸的含量，但若反式脂肪酸的含量低于0.3克／100克或者0.3克／100毫升，则可以标注"无"或者"不含反式脂肪酸"。

下面几种方法可以让你远离反式脂肪酸。

（1）多选用天然食品。

（2）购买已经包装好了的食品时，一定要注意看食品标签，少买或少吃标注有"部分氢化植物油""起酥油""奶精""植脂末""人造奶油"的食品。

（3）少吃油炸食品，平时少用煎、炸等烹饪方法。

8. 少吃含糖食物

人们对甜味的喜好是与生俱来的，很少人会拒绝甜味带来的美食享受。但添加糖是纯能量食物，不含其他营养成分，过多摄入可增加龋齿、超重肥胖发生的风险。对于儿童少年来说，含糖饮料是添加糖的主要来源之一，要做到尽量不喝或少喝含糖饮料。

除了食物外，在食品的加工和烹调过程中还会额外加入糖以改善食物的口感。这种在生产和制备过程中被添加到食品中的糖及糖浆被称为添加糖，包括白砂糖、绵白糖、红糖、玉米糖浆等。它们的主要成分是蔗糖、葡萄糖和果糖。

在日常生活中，要做到少吃含糖食物，主要是少喝含糖饮料、少吃甜味食品。含糖饮料是指糖含量在5％以上的饮品，多数饮品含糖量在8％～11％，有的高达13％以上。甜味食品是指糕点、甜点等。但含糖饮料和甜味食品不是生命必需食品，多饮多吃容易使口味变"重"，形成不健康的饮食习惯，不利于身体健康。因此，在家长以身作则的前提下，要教育和引导儿童不喝或少喝含糖饮料，尽可能少吃含糖食物。实践证明，只要家长做好榜样，教育和引导得法，儿童不喝或少喝含糖饮料、少吃含糖食物是完全能做到的。与此同时，要关注烹饪时用糖作为佐料加入菜肴中，如红烧、糖醋等，不仅增加糖的摄入，还掩盖了盐的味道，无意中增加了盐的摄入。

9.让甜味剂走进日常生活

为响应《国民营养计划（2017—2030年）》关于开展"三减三健"专项行动的倡议，由科信食品与营养信息交流中心、中国疾病预防控制中心营养与健康所等六家专业机构于2018年7月17日联合制定并发布了《食品甜味剂科学共识》，帮助公众更全面地了解甜味剂，并根据自身需求选择适合自己的食品，可有效减少糖的摄入，给糖尿病患者及糖功能调节受损者带来福音。

人对甜味的喜好是与生俱来的。如何既能满足对甜味的喜好，又不过多摄入糖，特别是对需要控制糖摄入的人群，是一个急需解决的问题。甜味剂作为赋予食品以甜味的食品添加剂，为这些人群提供了一种可行的选择。甜味剂因甜度高、能量低或不含能量、血糖反应小，可供糖尿病患者及糖功能调节受损者食用，可以减少因糖摄入带来的龋齿风险，工艺性能稳定，安全性高，在过去100多年间在许多国家和地区越来越广泛地被应用于面包、糕点、饼干、饮料、调味品等众多日常食品和饮料中。

我国是甜味剂生产和出口大国，主要甜味剂品种包括糖醇类，如木糖醇、麦芽糖醇、赤藓糖醇等；高倍甜味剂，如甜蜜素、阿斯巴甜、安赛蜜；天然甜味剂，如甜菊糖苷、罗汉果甜苷等。目前，市场上有很多使用甜味剂的低糖、无糖食品和饮料，为需要减糖和控糖的消费者提供了更多选择。建议消费者在购买之前阅读食品标签，合理选择适合自己的产品。糖尿病患者应根据医生的建议进行选择。

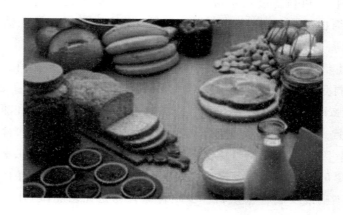

使用甜味剂能显著减少食物和饮料中的能量，有时甚至可以做到无能量。需要注意的是，低糖、无糖食品、饮料中可能会有其他能量来源，所以"无糖"并不一定"无能量"。消费者可以通过阅读产品标签上的营养成分表了解食品或饮料的能量。

按规定标准使用甜味剂是安全的。甜味剂在美国、欧盟国家及我国等100多个国家和地区被广泛使用，有的品种使用历史已长达100多年。甜味剂的安全性已得到国际食品安全机构的肯定，国际食品法典委员会、欧盟食品安全局、美国食品药品监督管理局、澳大利亚新西兰食品标准局、加拿大卫生部等机构对所批准使用的甜味剂的科学评估结论均是：按照相关法规标准使用甜味剂，不会对人体健康造成损害。

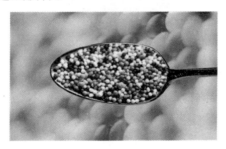

我国《食品安全国家标准食品添加剂使用标准》（GB 2760-2014）对允许使用的甜味剂品种以及使用范围和最大使用量都有具体规定。这些规定都是基于严格的科学风险评估结果制定的。按标准使用甜味剂，是有安全保障的。

常见甜味剂介绍。

（1）甜菊糖苷（甜菊糖、甜叶菊苷）。甜菊糖苷是从植物甜叶菊中提取的天然甜味剂，甜度约为蔗糖的200倍，味道非常接近蔗糖，常用于饮料、烘焙食品、酸奶、调味酱、甜点和糖果中，也常用于餐桌代糖。甜菊糖苷的热量约为蔗糖的1/3000，且不参与人体代谢，因而可供糖尿病、肥胖症、心血管病患者食用。

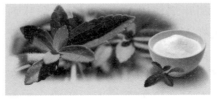

（2）罗汉果甜苷（罗汉果提取物）。罗汉果甜苷是从罗汉果果实中提取的天然甜味剂，甜度约为蔗糖的240倍。我国民间用罗汉果泡水或糕点加工已有千百年的历史，罗汉果也是我国首批批准的药食两用的中药。罗汉果糖苷的应用范围基本与甜菊糖苷相同。

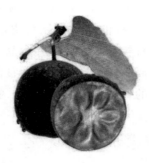

（3）糖醇类甜味剂。糖醇类甜味剂是糖的衍生物，目前已开发出山梨糖醇、甘露糖醇、麦芽糖醇、乳糖醇、木糖醇等不同产品，其甜度为蔗糖的25%～100%。糖醇类甜味剂提供的能量比糖少，不会导致明显血糖反应，且可以显著降低蛀牙风险，主要用来增加无糖糖果、饼干和口香糖的甜味。

（4）阿斯巴甜（甜味素）。阿斯巴甜的甜度为蔗糖的150～200倍，其提供的能量极少，广泛应用于各类食品中。30多年来，全球100多个国家销售的6 000多种产品使用它作为甜味剂。

阿斯巴甜可在人体内分解成天冬氨酸、苯丙氨酸和微量甲醇，这些成分均天然存在于食物中，包括水果、蔬菜、肉类和蛋类。患有罕见遗传病苯丙酮尿症的患者不能代谢苯丙氨酸，因此添加了阿斯巴甜的食品和饮料的标签上会提示消费者该产品含苯丙氨酸。

（5）安赛蜜（AK糖）。安赛蜜是一种无热量甜味剂，其甜度约为蔗糖的200倍，且口味适宜。自1988年以来，安赛蜜被广泛应用于糖果、烘焙食品、冷冻点心、饮料、混合甜品以及餐桌甜味剂等食品中。

它不仅可单独作为甜味剂使用，还能与其他甜味剂搭配使用，提高甜度并改善产品风味。安赛蜜在人体中不参与代谢，且很快被排出，因此常被用来生产糖尿病患者食用的甜食。

（6）三氯蔗糖（蔗糖素）。三氯蔗糖是一种口感类似蔗糖的甜味剂，其甜度约为蔗糖的600倍。三氯蔗糖不参与人体代谢，不提供能量，可供糖尿病患者食用。三氯蔗糖广泛应用于罐头、酱菜、焙烤食品、果汁（味）型饮料、调制乳，以及风味发酵乳等食品加工。

（7）甜蜜素。甜蜜素的甜度为蔗糖的30倍。它几乎不参与人体代谢，且不提供能量。甜蜜素比较适宜用于风味饮料、果汁、汽水、罐头、酱菜、饼干、果脯等，常与糖精搭配使用。

（8）糖精钠（糖精、可溶性糖精）。糖精钠自1879年以来一直被广泛使用，是使用历史最长的甜味剂。其甜度约为蔗糖的200～500倍。糖精钠不提供能量，不参与人体代谢。糖精钠常被用来生产糖尿病患者食用的甜食，以及加工饮料、果冻、冰棍等。

（9）纽甜。纽甜是阿斯巴甜的衍生物，摄入人体后不会分解出苯丙氨酸，因此可供苯丙酮尿症患者食用。纽甜的甜度为蔗糖的8000倍。由于其甜度太高，单独使用不易称量，因此常与其他甜味剂搭配使用，广泛用于饮料、乳制品、焙烤食品、口香糖、冰激凌、餐桌甜味剂等食品的生产中。

10.过量饮酒有害健康

饮酒在我国已成为社会日常生活的一种习俗。2012年中国居民营养与健度状况监测结果显示，我国成年居民饮酒率为32.8%，其中，男性饮酒率为52.6%，女性为12.4%，城市高于农村。

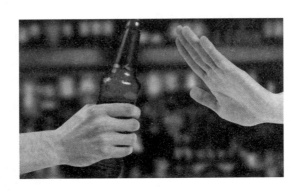

人们在节日、喜庆或者交际的场合饮酒，本应无可厚非。但无节制地饮酒，会伤害肠黏膜，并会影响肝脏和胰脏的功能，进而影响营养素的消化吸收及利用。一次性大量饮酒会造成肝脏代谢紊乱，并会导致脂肪肝、肝硬化等问题。过量饮酒还会增加痛风、高血压、中风、乳腺癌、消化道癌症及骨质疏松的危险。此外，过量饮酒还可能导致事故及暴力的增加，对个人安全和社会安定都是有害的。

高度白酒是纯能量食物，几乎不含其他营养素。如要饮酒，应当尽可能饮用低度酒，并控制在适当的限量以下。以酒精量计算，成年男性和女性一天的最大酒精摄入量建议不超过25克和15克，见表29。

表29   酒精换算表

酒 类	25克酒精	15克酒精
啤酒	750毫升	450毫升
葡萄酒	250毫升	150毫升
38度白酒	75克	50克
52度白酒	50克	30克

另外，孕妇、乳母、儿童少年不应饮酒。酒精会给胎儿发育带来不良后果，酗酒更会导致胎儿畸形，酒精会通过乳汁影响婴儿健康，产生注意力不集中和记忆障碍等，所以孕妇、乳母应该禁酒。儿童少年正处于生长发育阶段，各个脏器功能还不完善，此时饮酒对机体的损害甚为严重。

特定职业或特殊状况人群应控制饮酒。驾车、操纵机器等工作人员饮酒可能丧失协调和工作能力，也可能造成慢性酒精中毒、酒精性脂肪肝等问题。有的人对酒精过敏，微量饮酒就会出现头晕、恶心、冷汗等明显不良症状。正在服用可能会与酒精产生作用的药物的人（如正在服用头孢类药物的人喝酒，会发生双硫仑样反应，反应严重程度与应用药物的剂量、饮酒量、两者时间接近度成正比，反应剧烈的可出现过敏性休克）、患有某些疾病（如高甘油三酯血症、胰腺炎、肝脏疾病等）的人都不应饮酒。血尿酸过高的人不宜大量喝啤酒，以减少痛风症发作的危险。

11.主动足量饮水有益健康

水是一切生命必需的物质，是构成细胞和体液的重要组成部分。水参与人体的新陈代谢，促进食物消化吸收，将营养物质输送到机体组织，排出代谢的废物等，

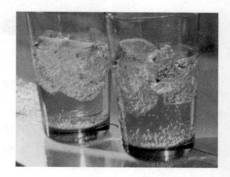

是维持生命最重要的营养素之一。

人体对水的需要量主要受年龄、环境温度、身体活动等因素的影响。一般来说，健康成年人每天需要水的总量为 2500 毫升左右，包括饮水、食物中含有的水和体内代谢的水。在温和气候条件下生活的轻度身体活动水平的成年人每日最少饮水需要 1500～1700 毫升。在高温或身体活动水平增强的条件下，应适当增加饮水量。饮水不足或过多都会对人体健康造成危害。提倡主动饮水，少量多次，不要感到口渴时再喝水。

白开水和茶都是日常饮水不错的选择。白开水安全卫生，容易获得。早晨起床后可空腹喝一杯水，因为睡眠时的隐性出汗和尿液分泌，损失了很多水分，起床后虽无口渴感，但体内仍会因缺水而血液黏稠，饮用一杯水可降低血液黏稠度，增加循环血容量。晚上睡觉前也应喝一杯水，可预防夜间血液黏稠度增加。

茶饮料不能代替茶水。茶水是指用白开水冲泡茶叶所生成的水，除了茶叶中的天然成分，不含其他添加剂。饮茶是我国的良好传统。茶叶中含有多种对人体有益的成分，如茶多酚、咖啡碱、茶多糖等。有研究表明，长期饮茶有助于预防心脑血管疾病，降低某些肿瘤的发生风险。但同时应注意不要长期大量饮用浓茶，茶叶中的鞣酸会阻碍铁的吸收，特别是缺铁性贫血的人，应该注意补充富含铁的食物。浓茶有助提神，一般睡前不应饮浓茶。

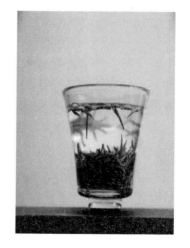

而茶饮料属于饮料，除了有茶叶的成分外，一般还有糖和其他食品添加剂。

每天如何喝水是有讲究的。饮水时间应分配在一天中的任何时刻，饮水方式应是主动喝水，少量多次，不鼓励一次大量饮水，尤其是在进餐前，否则会冲淡胃液，影响食物的消化吸收。饮水除早、晚各 1 杯（200 毫升左右）外，可在日常时间里均匀分布。

在高温环境下劳动或运动，大量出汗是机体丢失水分和电解质的主要原因。对身体活动水平较高的人来说，出汗量是失水量中变化最大的。根据个人的体力负荷和热应激状态，他们每日需要的饮水量可在 2～16 升之间。因此，身体活动水平较高和（或）暴露于特殊环境下的个体，应对需要的饮水量给予特别考虑。

在一般的环境温度下，运动员、农民、军人、矿工、建筑工人、消防队员等身体活动水平较高的人群，在日常工作中有大量的体力活动，都会因为经常出汗而增加水分的丢失，要注意额外补充水分，同时需要考虑补充适量的淡盐水。

在日常生活中，口渴和少尿情况已经是身体明显缺水的信号。判断自己缺水与否的最简单办法是看尿液的颜色。随着机体失水量的增加，除了出现口渴外，还出现尿少，尿呈深黄色。这也常被用作特殊作业环境下判断机体是否缺水的实用方法。正常尿的颜色是略带黄色或透明，随着机体缺水程度加大，尿液会逐渐加深。

在正常的生理条件下，人体通过尿液、粪便、呼吸和皮肤等途径排出水。随着水的不足，人体会出现一些症状（表30）。当失水达到体重的2%时，人会感到口渴，出现尿少；失水达到体重的10%时，人会出现烦躁、全身无力、体温升高、血压下降、皮肤失去弹性等症状；失水超过体重的20%时，会引起死亡。

表30 机体失水程度与相应症状

体重下降程度（%）	症状
1	开始感到口渴，影响体温调节功能，并开始对体能产生影响
2	重度口渴，轻度不适，压抑感，食欲降低
3	口干，血浓度增高，排尿量减少
4	体能减少20%～30%
5	难以集中精力，头痛，烦躁，困乏
6	严重的体温控制失调，并发生过度呼吸导致的肢体末端麻木和麻刺感
7	热天锻炼可能发生晕厥

12.饮茶有益健康

我国的茶叶历史悠久，色、香、味、形兼具特色，如杭州西湖龙井茶驰名中外。国人饮茶，还要以茶养性，以茶雅志，以茶交友，以茶敬宾，陶冶情操。

　　当今，各种饮料风靡市场，而茶、咖啡、可可并称世界三大饮料，茶至今仍然是中国、日本等许多国家主要消费的饮料。

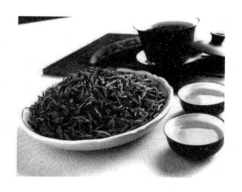

　　（1）茶叶的种类。茶是一种常绿灌木，嫩叶加工后即为茶叶。根据茶叶的形状，一芽称为莲蕊；二芽称为旗枪；三芽称为叫雀舌。茶叶的采摘时机十分重要，以清明前茶为佳，一般以名山之茶、高山云雾茶为佳品。各地根据产地、采摘时间和加工方法的不同，传统上把茶叶分为绿茶、红茶、青茶、花茶等。绿茶是未经发酵的茶，经高温处理而保持原有的绿色，冲泡后色绿，汤清，香气锐，味鲜爽，收敛性较强；红茶是经过完全发酵的茶，色泽乌润，加工精细，条索紧结，冲泡后汤色红艳明亮，清澈见底，并有一种特殊的香味，性偏温；青茶为半发酵茶，如铁观音茶；花茶是用鲜花窨制茶坯（烘青）而成，质量好的花茶香气鲜灵浓郁，汤色清澈，淡黄明亮，一般与绿茶性能相似。

　　《茶叶分类》（GB/T 30766-2014）则按加工方法的不同，将茶叶分为绿茶、红茶、黄茶、白茶、乌龙茶和黑茶等6种。

　　（2）茶叶的成分及其生理作用。茶叶中含有茶多酚（鞣质）、叶绿素、茶碱（咖啡因）、芳香油、黄酮、果胶及多种维生素，还有人体必需的多种矿物质如锰、铜、锌、铁等。

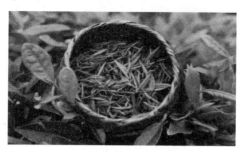

　　茶叶所含的茶碱和芳香油类有兴奋提神作用；茶碱兼具利尿和强心作用；茶多酚有杀菌、抑菌和抗癌作用；茶多酚、维生素C和黄酮类有抑制动脉粥样硬化作用。此外，茶还有抗辐射、减肥、解毒等多种作用。但需注意的是，喝浓茶可能会带来失眠、消化不良、影响营养吸收、引发缺铁性贫血等危害。

（3）茶叶的选择。茶叶可从种类、营养和生理功能三方面进行综合评定，并根据不同适宜人群进行选择。以绿茶为最佳，因其在制作过程中营养成分保存得最多，抑菌、抗癌、防衰老、抗辐射、降血脂和预防动脉粥样硬化等功能明显优于红茶，花茶的功效与绿茶大致相同。红茶能和胃健脾、利尿消肿，故适宜胃病及肾炎患者饮用。茶叶还可根据性别、年龄、体质情况进行选择。少年儿童宜饮些淡绿茶，青春发育期的孩子宜饮绿茶，少女经期前后和更年期妇女可饮花茶，肝病、前列腺炎及前列腺肥大患者宜饮花茶，妇女产后宜饮红茶并可加点红糖，脑力劳动者常饮绿茶对思维有利。

（4）茶具与泡茶的方法。茶具以瓷器最好，其次是陶器、玻璃制品。每杯的茶叶量，高档茶叶 2.5～3 克，中低档茶叶 3～4 克为宜。高级细嫩的绿茶，冲泡的水温应在 80℃左右，中低档茶可用刚煮开的水冲泡。在喝去杯中的 2/3 茶汤后续水，每杯茶可以冲泡 3～4 次。

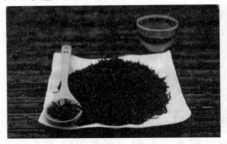

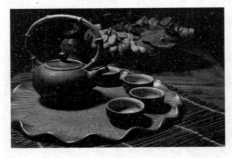

泡茶用水多为自来水，但若有条件则以山泉水为佳。

饮茶一般现泡现喝，不宜喝凉茶，也不要空腹饮茶和饭后立即饮茶，酒后不宜饮浓茶。不宜用茶水送药。

（5）茶叶的保存方法。高档新茶泡的茶，茶汤碧绿，自有一股特有的清香。但若保存不好，过不久泡出来的茶就会发红，失去茶汤固有的香味。这里向您介绍一种家庭保存茶叶的简单方法：买来的新茶叶，分装在塑料食品袋内，轻轻挤出袋内空气后扎紧袋口，再反套一个食品袋，同样挤压空气后扎紧袋口，放入冰箱冷冻室或冰柜内保存，在一到两年内均能保持良好的质量。

13. 给特殊人群的建议

（1）儿童青少年。从小培养儿童青少年养成清淡饮食的习惯，避免摄入高油、高糖食品，远离含糖饮料；儿童青少年正处于生长发育阶段，各脏器功能还不完善，因此不应饮酒，以避免对机体造成损害。

（2）孕妇、乳母。充分的研究证实，孕期饮酒会对胎儿发育造成不良后果，酗酒更会导致胎儿畸形；酒精会通过乳汁影响婴儿健康，造成某些认知障碍，如注意力不集中和记忆障碍等。因此，孕妇、乳母不能饮酒。

（3）老年人。老年人大脑中枢反应迟钝，对口渴不敏感，所以不要等到口渴才喝水，要主动、少量多次足量饮水；高盐饮食可导致高血压，还可以改变血压的变化规律，对患有高血压的老年人危害更大，因此更要减盐，可以选择低钠盐，日常膳食和零食要注意"看不见"的盐。

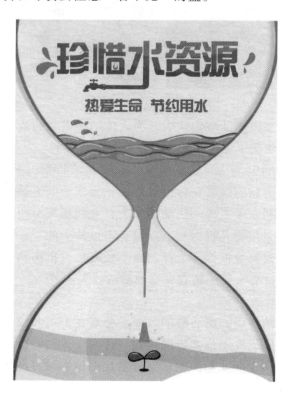

大众膳食指南

1. 了解油脂和脂肪酸

我们平时所说的脂肪即中性脂肪，由一分子甘油和三分子脂肪酸组成，称为甘油三酯，约占脂类（脂肪和类脂的总称）的95%。脂肪酸是构成甘油三酯的基本单位。在脂肪酸结构中，有一个不饱和键的称为单不饱和脂肪酸，有两个和两个以上不饱和键的称为多不饱和脂肪酸。根据不饱和化学键的位置不同，脂肪酸又可以分成 ω−9、ω−6 和 ω−3 系列脂肪酸。

ω−9 系列脂肪酸以油酸为代表，其在橄榄油和茶油中含量丰富，有降低血胆固醇、甘油三酯和低密度脂蛋白胆固醇（平时称为坏胆固醇），升高高密度脂蛋白胆固醇（平时称为好胆固醇）的作用。

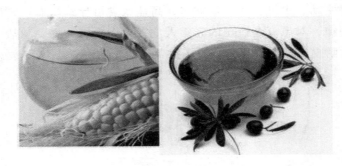

ω−6 系列脂肪酸以亚油酸为代表，为人体的必需脂肪酸，具有重要的生理作用，在玉米油、葵花子油中含量丰富。

ω−3 系列脂肪酸包括 α−亚麻酸、二十碳五烯酸和二十二碳六烯酸。α−亚麻酸也是人体必需脂肪酸，在体内可以转化为二十碳五烯酸和二十二碳六烯酸。二十碳五烯酸和二十二碳六烯酸在鱼类，尤其是深海鱼类中含量丰富。其中，二十二碳六烯酸是婴儿视力和大脑发育不可缺少的。ω−3 系列脂肪酸对成年人具有降血脂、改善血液循环、抑制血小板凝集、阻抑动脉粥样硬化斑块和血栓形成的作用，对心血管疾病有良好的防治效果。

2. 了解反式脂肪酸

在油脂的化学结构中，脂肪酸的氢原子分布在不饱和键的同侧，称为顺式脂肪酸；反之，氢原子在不饱和键的两侧，称为反式脂肪酸。我们日常食用的植物油的脂肪酸均属于顺式脂肪酸。部分氢化的植物油可产生反式脂肪酸，如氢化油脂、人造黄油、起酥油中都含有一定量的反式脂肪酸。

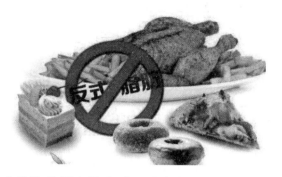

　　研究表明，反式脂肪酸摄入量多时可升高低密度脂蛋白胆固醇，降低高密度脂蛋白胆固醇，增加动脉粥样硬化和冠心病发生的风险。摄入来源于氢化植物油的反式脂肪酸会使冠心病的发病风险增加16%。如女性将反式脂肪酸摄入量降至总能量的2%，可使冠心病发生的风险下降53%。还有研究表明，反式脂肪酸可干扰必需脂肪酸代谢，可能影响儿童的生长发育及神经系统健康。《中国居民膳食营养素参考摄入量（2013版）》提出"我国2岁以上儿童和成人膳食中来源于食品工业加工产生的反式脂肪酸的最高限量为膳食总能量的1%"，大致相当于每日2克。

　　2012年，国家食品安全风险评估专家委员会对我国居民反式脂肪酸膳食摄入水平进行了评估，按供能比计算，反式脂肪酸主要来自加工食品，占71%（表31），其中又以所食用的植物油来源最高，约占50%。由于膳食模式不同，目前我国居民膳食中反式脂肪酸摄入量远低于欧美等国家。2002年全国营养调查显示，我国居民反式脂肪酸供能比仅为0.16%，而2011年专项调查显示北京、广州两城市居民反式脂肪酸供能比为0.30%。

表31　常见包装食品反式脂肪酸含量

反式脂肪酸来源	食品名称	贡献率%
加工来源	植物油	49.81
	糕点（包括蛋糕、派、萨其马和其他糕点）	4.05
	比萨、汉堡、三明治	2.65

续　表

反式脂肪酸来源	食品名称	贡献率 %
加工来源	饼干	2.50
	油饼、油条	2.36
	面包（包括牛角、奶油或其他）	2.31
	其他*	7.49
	小计	71.17

*其他包括方便面、小吃、速冻食品、膨化食品、巧克力（合计）、糖果、速溶咖啡/咖啡伴侣、冷冻饮品、禽肉制品、其他固体饮料、奶茶/奶精、月饼、酱类等

资料来源：中国居民反式脂肪酸膳食摄入水平及其风险评估报告（2012）。

3. 反式脂肪酸和我们关系有多大

反式脂肪酸是人尽皆知的东西，很多人都唯恐避之不及。据世界卫生组织估计，全球每年有 50 多万人因摄入反式脂肪酸而死于心血管疾病。最近，世界卫生组织提出了指导意见，计划逐步在全球食品供应中停用工业生产的反式脂肪酸。这些措施包括：审查工业生产的反式脂肪的食品来源和所需的政策变化；推动用更有益健康的脂肪和油类替代工业生产的反式脂肪；立法或制定监管措施，以消除工业生产的反式脂肪；评估和监测食品供应中的反式脂肪含量和人口消费反式脂肪的变化；提高政策制定者、生产商、供应商和公众对反式脂肪影响健康的认识；促进执行政策和法规等。

其实，反式脂肪酸跟我们的关系并不大。

反式脂肪酸风险被高估。反式脂肪酸有害健康已经是科学界的共识，根据世界卫生组织的建议，人每天摄入的反式脂肪酸提供的能量不应超过摄入总能量的 1%。2011 年专项调查显示，北京、广州两域市民反式脂肪酸供能比为 0.30%，因此，健康风险是很小的。毫无疑问，当前中国的公众舆论对它的风险是高估了。诸如"反式脂肪酸不能代谢""吃一口反式脂肪酸等于七口油"等谣言充斥网络。

中国人摄入的反式脂肪酸中近一半为植物油。所谓的"工业生产的反式脂肪酸"，其实主要是指部分氢化植物油，如人造黄油和人造起酥油。舆论中将"工业生产的反式脂肪酸"等同于氢化植物油是错误的，完全氢化的植物油几

乎不含反式脂肪酸。

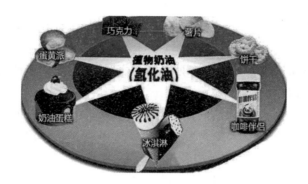

根据国家食品安全风险评估中心的数据，中国人摄入的反式脂肪酸中有接近一半来自植物油，这是因为植物油在精炼过程中会产生微量反式脂肪酸，而植物油是大家天天吃、顿顿吃的东西。然后还有接近30％是来自牛羊制品，如牛羊肉、牛羊奶等，这是反刍动物胃部的微生物产生的，没有证据表明天然的反式脂肪酸和人造的反式脂肪酸对健康的影响有何不同。

也就是说，来自糕点、饼干、油炸食品等加工食品的"工业生产的反式脂肪酸"仅占总的反式脂肪酸摄入量的20％左右。因此，即使在整个食品工业中消灭了"工业生产的反式脂肪酸"，中国人的反式脂肪酸摄入量下降的幅度也很有限。

消费者可通过营养标签了解反式脂肪酸含量。在过去的几年中，由于反式脂肪酸动不动就被媒体拿出来说事儿，食品行业已成惊弓之鸟。在舆论压力以及科学家们的推动下，食品行业对氢化植物油的工艺以及植物油精炼的工艺已

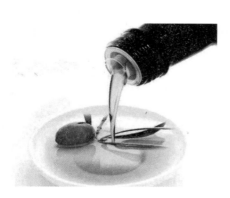

经进行了改良。目前即使是部分氢化植物油的反式脂肪酸含量也已经很低。植物油精炼过程通过优化温度、时间等参数，也使反式脂肪酸含量得到控制。但在日常生活中也要注意控制反式脂肪酸的摄入。比如，要控制烹饪过程中植物油的使用量，不要为了避免反式脂肪酸而大量摄入动物脂肪，避免油温过高和反复煎炒烹炸等。

尽管并没有禁止使用部分氢化植物油，

但我国的国家标准对反式脂肪酸进行了强制的标注。消费者通过配料表和营养标签能够很清楚地看到是否使用了氢化植物油以及反式脂肪酸的含量。为了赢得消费者的信任，多数大企业都会控制氢化植物油的使用，标签上通常都是 0 反式脂肪酸。

因此，总体来说有理由相信，2012 年之后，人们反式脂肪酸摄入量上升的可能性不大，下降倒是有可能。

棕榈油可替代氢化植物油。100 年前发明反式脂肪的目的是代替猪油、牛油，因为要降低胆固醇摄入量，后来它确实大范围替代了煎炸油、起酥油中的动物脂肪。时至今日，它的历史使命已经基本完成，因为另一种替代品出现了，那就是棕榈油。棕榈油因为饱和脂肪酸比例高，因此有较高的熔点，加工储存性能好，可以替代部分氢化植物油。在煎炸食品中，棕榈油几乎已经完全替代了氢化植物油。

加上科学界对胆固醇有了新的认识，动物油脂似乎又重获新生。在焙烤食品中，"天然奶油"甚至成了健康的噱头，人造奶油渐渐失去市场。

综上所述，世界卫生组织的指南或许有一定积极意义，但对中国消费者影响很小，不要有过高期待。对中国人而言，更应该关注的还是《国民营养计划（2017—2030 年）》推行的"吃动平衡行动"中倡导的"三减三健"行动，即减盐、减油、减糖，健康口腔、健康体重、健康骨骼。

4. 饮用水的分类

我国居民的饮水主要有自来水和包装饮用水两种，尚有少部分农村地区仍旧采用分散式供水方式，居民直接从水源取水使用。自来水是直接取自天然水源（地表水、地下水），经过一系列处理工艺净化消毒后供用户使用，是目前我国最普遍的生活饮用水。包装饮用水是以直接来源于地表、地下或公共供水系统的水为水源，经加工制成的密封于容器中可直接饮用的水。包装饮用水分类及定义［《饮料通则》（GB/T 10789–2015）］见表 32 所示。

表32 包装饮用水的分类及定义

分类		定义
饮用天然矿泉水		从地下深处自然涌出的泉水或经钻井采集的地下泉水,含有一定量的矿物质或其他成分,在一定区域未受污染并采取预防措施避免污染的水
饮用纯净水		以直接来源于地表、地下或公共供水系统的水为水源,经适当的水净化加工方法制成的成品
其他类饮用水	饮用天然泉水	以地下自然涌出的泉水或经钻井采集的地下泉水且未经过公共供水系统的自然来源的水为水源,制成的成品
	饮用天然水	以水井、山泉、水库、湖泊或高山冰川等且未经过公共供水系统的自然来源的水为水源,制成的成品
	其他饮用水	以直接来源于地表、地下或公共供水系统的水为水源,经适当的加工方法,为调整口感加入一定量矿物质,但不得添加糖或其他食品配料制成的成品

白开水是自来水或者天然水源水经过煮沸后的饮用水,洁净、无细菌,水中的矿物质基本上不受损失。而且制取简单,经济实惠,饮用方便,是满足人体健康最经济实用的首选饮用水。

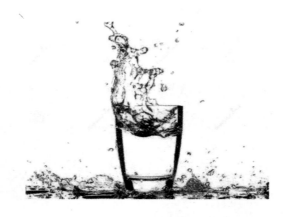

5. 饮料的分类

饮料指的是那些经过定量包装,供直接饮用或者用水冲调饮用的,乙醇含量不超过质量分数 0.5% 的制品。饮料一般可分为包装饮用水、果蔬汁类及其饮料、蛋白饮料、碳酸饮料（汽水）、特殊用途饮料、风味饮料、茶（类）饮料、咖啡（类）饮料、植物饮料、固体饮料以及其他类饮料十一大类。

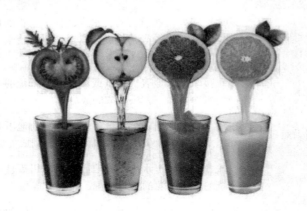

6."三减三健"核心信息

《国民营养计划（2017—2030年）》提出，要开展吃动平衡行动，推广健康生活方式，积极推进全民健康生活方式行动，广泛开展以"三减三健"（减盐、减油、减糖，健康口腔、健康体重、健康骨骼）为重点的专项行动。

中国疾病控制中心全民健康生活方式行动国家行动办公室组织专家编写了"三减三健"专项行动的核心知识60条，以此向广大公众传播健康文明的生活方式，传授健康生活技能，供各地、各级行动办公室和居民学习与实践。

第一章　　"减盐"核心信息

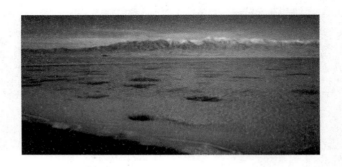

（1）认识高盐饮食的危害。食盐摄入过多可使血压升高，发生心血管疾病的风险显著增加，还可增加胃病、骨质疏松、肥胖等疾病的患病风险。

（2）控制食盐摄入量。《中国居民膳食指南（2016）》推荐健康成年人每人每天食盐摄入量不超过6克；2～3岁幼儿不超过2克；4～6岁幼儿不超过3克；7～10岁儿童不超过4克；65岁以上老年人应不超过5克。

（3）使用定量盐勺。烹调时少放5%～10%的盐并不会影响菜肴的口味。建议使用定量盐勺控制放盐量，尝试用辣椒、大蒜、醋和胡椒等为食物提味，减少味觉对咸味的关注。

（4）少吃咸菜，多食蔬果。少吃榨菜、咸菜和酱制食物，或选择低盐榨菜。蔬菜、水果含钠较少，建议每餐都有新鲜的蔬果，推荐酸奶、蛤蜊、比目鱼、橙汁和牛奶等含钾较高的食物，有助于稳定血压。

（5）少吃高盐的包装食品。熟食肉类或午餐肉、香肠和罐头食品（如咸牛肉、火腿肉、卤蛋、咸蛋、牛肉干、鱼罐头等）的钠盐含量很高，建议选择新鲜的肉类、海鲜和蛋类，不吃或少吃添加食盐的加工食品和罐头食品。

（6）逐渐减少钠盐摄入。减盐需要循序渐进，让味蕾慢慢感受和适应不同食物的自然风味，味觉对咸味的需求会随着时间的推移逐渐降低。

（7）阅读营养成分表。在超市购买食品时，学会阅读营养成分表，尽可能选择钠盐含量较低的包装食品，和具有"低盐""少盐"或"无盐"标识的食品。

（8）外出就餐选择低盐菜品。尽可能减少外出就餐，在外就餐时主动要求餐馆少放盐，尽量选择低盐菜品。

（9）关注调味品。酱油、蚝油、豆瓣酱、味精、鸡精、沙拉酱和调料包这类调味品的钠盐含量较高。建议选择低钠盐、低盐酱油，减少味精、鸡精、豆瓣酱用量，使用混合调味包时只洒一点点即可，不将整包用完。

（10）警惕"藏起来"的盐。方便面、挂面、面包、速冻食品等方便食品，以及五香瓜子、话梅、果脯、薯条等一些零食里都含有较多的不可见盐。其中有些食品尝起来感觉不到咸味，建议少食用"藏盐"的加工食品。

第二章 "减油"核心信息

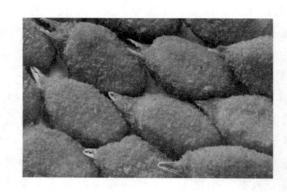

（1）科学认识烹调油。烹调油有助于食物中脂溶性维生素的吸收利用，除了可以增加食物的风味外，还是人体必需脂肪酸和维生素E的重要来源。但过多脂肪摄入会增加糖尿病、高血压、血脂异常、动脉粥样硬化和冠心病等慢性病的发病风险。

（2）控制烹调油摄入量。《中国居民膳食指南（2016）》推荐，健康成年人每人每天烹调用油量不超过25～30克。

（3）学会使用控油壶。把全家每天应食用的烹调油倒入带刻度的控油壶，炒菜用油均从控油壶中取用，坚持家庭定量用油，控制总量。

（4）多用少油烹调方法。不同的烹饪方法用油量有多有少，烹调食物时尽可能选择不用或少量用油的方法，如蒸、煮、炖、焖、水滑熘、凉拌、急火快炒等。

（5）少用多油烹饪方法。有些食物如面包、馒头、薯片、鸡蛋等在煎炸时会吸取较多油。最好少用煎炸的方法来烹饪食物，或用煎的方法代替炸，也可减少烹调油的摄入。

（6）少吃油炸食品。少吃或不吃炸鸡腿、炸薯条、炸鸡翅、油条、油饼等油炸食品。在外就餐时主动要求餐馆少放油，少点油炸类菜品。

（7）少用动物性脂肪。动物性脂肪的饱和脂肪酸比例较高。过多摄入会增加肥胖的发生风险，应减少食用数量和频次，或用植物性油代替，食用植物性油时建议不同种类交替食用。

（8）少用反式脂肪酸。反式脂肪酸摄入过多可增加患动脉粥样硬化和冠心病的风险，可干扰必需脂肪酸代谢，也可影响儿童的生长发育及神经系统健康，建议每日反式脂肪酸摄入量不超过2克。

（9）不喝菜汤。烹饪菜品时一部分油脂会留在菜汤里，建议不要喝菜汤或食用汤泡饭。

（10）关注食品营养成分表。学会阅读营养成分表，在超市购买食品时，选择含油脂低、不含反式脂肪酸的食物。

第三章　"减糖"核心信息

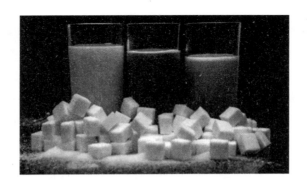

（1）减少添加糖的摄入。各类人群均应减少添加糖的摄入，但不包括天然水果中的糖和主食中的天然碳水化合物。

（2）认识添加糖。添加糖是指人工加入食品中的糖类，具有甜味特征，包括单糖和双糖。常见的有蔗糖、果糖、葡萄糖等。日常生活中食用的白砂糖、绵白糖、冰糖、红糖都是蔗糖。

（3）过多摄入糖的危害多。饮食中的糖是产生龋齿最重要的危险因素。添加糖是纯能量食物，不含其他营养成分。过多摄入会造成膳食不平衡，增加超重、肥胖以及糖尿病等慢性疾病患病风险。

（4）控制添加糖摄入量。《中国居民膳食指南（2016）》推荐成年人每人每天添加糖摄入量不超过50克，最好控制在25克以下，糖摄入量控制在总能量摄入的10%以下。

（5）儿童青少年不喝或少喝含糖饮料。含糖饮料指含糖量在5%以上的饮品。果汁饮料、碳酸饮料中含糖较多，每100毫升含糖饮料中平均含添加糖7克。含糖饮料是儿童青少年摄入添加糖的主要来源，建议不喝或少喝含糖饮料。

（6）婴幼儿食品无须添加糖。婴幼儿建议以喝白开水为主。如喝果汁尽可能选择鲜榨汁，不需要额外添加糖。制作辅食时，也应避免人为添加糖，让婴幼儿适应食材的原味，从小养成清淡饮食的习惯。

（7）减少食用高糖类包装食品。为达到相应的口味，一些食品在加工时会添加很多糖，如饼干、冰激凌、巧克力、糖果、糕点、蜜饯、果酱等。应尽量少吃这些食品。

（8）烹饪过程少加糖。家庭烹饪时会将糖作为佐料加入菜肴中。此时应少放糖，或者尝试用辣椒、大蒜、醋和胡椒等为食物提味以取代糖，减少味蕾对甜味的关注。

（9）外出就餐巧点菜。餐馆里的很多菜品使用了较多的糖，如糖醋排骨、鱼香肉丝、红烧肉、拔丝地瓜、甜汤等。外出就餐时，建议适量选择此类菜品。

（10）用白开水替代饮料。人体补充水分的最好方式是饮用白开水。在温和的气候条件下，成年男性每日最少饮用 1700 毫升水，女性最少饮用 1500 毫升水。在炎热的夏天，饮水量需要相应地增加。运动员等特殊人群在补充水分的同时，要补充一定量的矿物质。

第四章　"健康口腔"核心信息

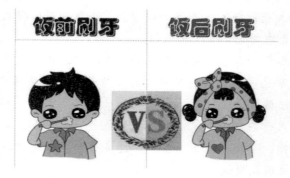

（1）关注"口腔健康"。口腔健康指牙齿清洁、无龋洞、无痛感，牙龈颜色正常，无出血现象。龋病和牙周疾病是最常见的口腔疾病。这类疾病的产生均是由附着在牙齿上的细菌堆积形成的菌斑引起的，通过自我口腔保健和专业口腔保健清除牙菌斑是维护口腔健康的基础。

（2）定期进行口腔检查。建议成年人每年至少进行一次口腔检查，及时发现口腔疾病，早期治疗。提倡学龄前儿童每 6 个月接受一次口腔健康检查，及时纠正吮指、咬下唇、吐舌等不良习惯。

（3）早晚刷牙饭后漱口。刷牙能去除牙菌斑、软垢和食物残渣，保持口腔卫生。坚持做到每天至少刷牙两次，饭后漱口。晚上睡前刷牙尤为重要，刷牙后不再进食。儿童应养成规律饮食的习惯，除每日三餐外，尽量少吃零食。

（4）提倡使用牙线清洁牙间隙。刷牙时牙刷刷毛不能完全伸及牙缝隙，建议刷牙后配合使用牙线或牙缝刷等工具辅助清洁，达到彻底清洁牙齿的目的。

（5）刷牙习惯从儿童养成。0～3岁儿童的口腔护理由家长帮助完成；3～6岁儿童由家长和幼儿园老师教授简单的画圈刷牙法，早上独立刷牙，晚上由家长协助刷牙；6岁以上儿童，家长仍需做好监督，确保刷牙的质量和效果。

（6）窝沟封闭预防窝沟龋。窝沟封闭是预防恒磨牙窝沟龋的最有效方法。6岁左右萌出的第一恒磨牙，与12岁时长出的第二恒磨牙均需及时进行窝沟封闭。做完窝沟封闭的儿童仍不能忽视每天认真刷牙，定期口腔检查，如发现封闭剂脱落应重新封闭。

（7）使用含氟牙膏预防龋病。使用含氟牙膏刷牙是安全有效的防龋措施，但应注意的是牙膏不能替代药物，只能起到预防作用，不能治疗口腔疾病。口腔疾病应及时就医治疗。

（8）科学吃糖，少喝碳酸饮料。经常摄入过多的含糖甜食或饮用过多的碳酸饮料，会导致牙齿脱矿，引发龋病或产生牙齿敏感。吃糖次数越多，牙齿受损概率越大。应尽量减少每天吃糖的次数，少喝或不喝碳酸饮料，进食后用清水漱口清除食物残渣，或咀嚼无糖口香糖，可降低龋齿产生的风险。

（9）定期洁牙保持牙周健康。建议每年定期洁牙（洗牙）一次。洁牙可能会有轻微出血和短暂的牙齿敏感，但不会伤及牙龈和牙齿，更不会造成牙缝稀疏和牙齿松动，定期洁牙能够保持牙周健康。

（10）牙齿缺失应及时修复。牙齿不仅具有咀嚼食物的功能，还具有辅助发音和维持面容形态的功能。不论失牙多少，都应在拔牙2～3个月后及时进行义齿修复。对于戴活动假牙（可摘义齿）的老年人，应在每次饭后刷洗干净，夜间不戴假牙时应清洗后浸泡在冷水中保存。

第五章 "健康体重"核心信息

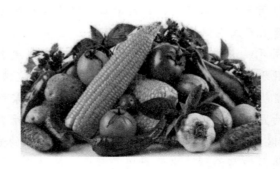

（1）维持健康体重。各年龄段人群都应坚持天天运动，维持能量平衡，保持健康体重。体重过低易增加骨质疏松症发生风险，体重过高易增加肥胖、高血压、糖尿病等发病风险。

（2）定期测量体重指数（BMI）。体重指数（BMI）：BMI（千克/米^2）=体重（千克）/身高^2（米^2）。18岁及以上成年人体重指数（BMI）＜18.5为体重过低；18.5≤BMI＜24为体重正常；24≤BMI＜28为超重；BMI≥28为肥胖。

（3）维持健康腰围。不健康的饮食习惯和缺乏体力活动是导致腹型肥胖的原因之一。重视控制腰围，预防腹型肥胖，建议男性腰围不超过85厘米，女性不超过80厘米。

（4）践行"健康一二一"理念。健康体重取决于能量摄入与能量消耗的平衡，长期摄入能量大于消耗能量，体重增加；长期消耗能量大于摄入能量，体重减轻。坚持"日行一万步，吃动两平衡，健康一辈子"的"健康一二一"理念，通过合理饮食与科学运动即可保持健康体重。

（5）食物多样，规律饮食。能量摄入适量，建议平均每天摄入12种以上食物，每周25种以上。鼓励摄入以复合碳水化合物、优质蛋白质为基础的低能量、低脂肪、低糖、低盐并富含微量元素和维生素的膳食。坚持规律饮食，切忌暴饮暴食。

（6）坚持中等强度身体活动。按照"动则有益、贵在坚持、多动更好、适度量力"的原则，选择适合自己的运动方式。推荐每周至少进行5天中等强度的身体活动，累计150分钟以上；坚持日常身体活动，平均每天主动身体活动

6000步；减少久坐时间，每小时起来动一动。

（7）正确树立减重目标。超重、肥胖者制定的减重目标不宜过高过快，应逐渐使体重降低至目标水平。减少脂肪类能量摄入，增加运动时间和强度，做好饮食、身体活动和体重变化的记录，以利于长期坚持。

（8）关注体重从儿童青少年开始。儿童青少年肥胖不仅会影响其身心健康，还会增加其成年后的肥胖风险。儿童肥胖治疗的方法主要为饮食控制、行为修正和运动指导。饮食控制目的在于降低能量摄入，不宜过度节食。儿童应减少静坐时间，增加体力活动和运动锻炼时间。

（9）老年人量力而行适当运动。老年人不必过分强调减重，建议每周坚持至少进行3次平衡能力锻炼和预防跌倒能力的活动，适量进行增加肌肉训练，预防少肌症。

（10）将身体活动融入日常生活中。上下班路上多步行、多骑车、少开车；工作时少乘电梯多走楼梯，时常做一做伸展运动，减少久坐；居家时间多做家务、多散步，减少看电视、手机和其他屏幕时间。运动要多样化，把生活、娱乐、工作与运动锻炼结合起来，持之以恒。

第六章 "健康骨骼"核心信息

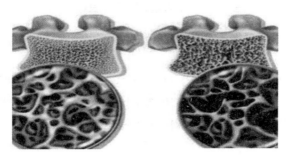

（1）认识骨质疏松症。骨质疏松症是中老年人最常见的一种全身性骨骼疾病。主要特征是骨矿物质含量低下、骨结构破坏、骨强度降低和易发生骨折。疼痛、驼背、身高降低和骨折是骨质疏松症的主要表现。骨质疏松症是可防可治的慢性病。

（2）骨质疏松的危害。骨折是骨质疏松症的严重并发症，通常发生于日常负重、活动、弯腰和跌倒后。常见的骨折部位是腰背部、髋部和手臂。骨折及并发症严重影响老年人的生活质量。

（3）关注骨质疏松预防。各个年龄阶段的人群都应注重骨质疏松的预防。绝经期后的女性及中老年人是骨质疏松的高发人群。婴幼儿和年轻人的生活方式都与成年后骨质疏松的发生有密切联系。

（4）骨量积累不容忽视。人体骨骼中的矿物含量在30岁左右达到最高的峰值骨量。峰值骨量越高，相当于人体中的"骨矿银行"储备越多，到老年发生骨质疏松症的时间越推迟，症状与程度也越轻。

（5）均衡饮食促进钙吸收。钙是决定骨骼健康的关键元素。饮食习惯对钙的吸收密切相关。选择富含钙、低盐和适量蛋白质的均衡饮食对预防骨质疏松有益。

（6）日光照射有助于钙吸收。充足的光照会促进维生素D的生成，维生素D对钙质吸收起到关键作用。建议每天至少20分钟日照时间，提倡中速步行、跑步、骑行等多种户外运动形式。

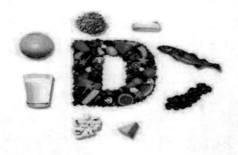

（7）坚持运动预防骨质疏松。保持正常的骨密度和骨强度需要不断的运动刺激，缺乏运动会造成骨量丢失。体育锻炼对于防止骨质疏松具有积极作用，适度负重运动可以让身体获得及保持最大的骨强度。

（8）预防跌倒，提高老年人生活质量。老年人90％以上的骨折由跌倒引起。关节的柔韧性和灵活性锻炼运动负荷小，能量消耗低，有助于老年人预防跌倒和外伤，提高老年人的生活质量。

（9）改变不良生活习惯。吸烟和过度饮酒等不良生活习惯都会增加骨质疏松风险。《中国居民膳食指南（2016）》提出以酒精量计算，成年男性和女性一天的最大饮酒酒精量建议不超过25克和15克，相当于啤酒750毫升、450毫升，葡萄酒250毫升、150毫升，38％酒精度白酒75毫升、50毫升，高危人群应在此基础上减少。

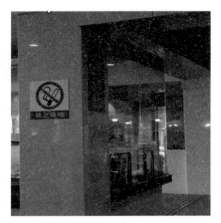

（10）自我检测鉴别高危人群。以下问题可以帮助进行骨质疏松症高危情况的自我检测。任何一项回答为"是"者，则为高危人群，应当到骨质疏松专科门诊就诊，早诊断、早预防、早治疗。

①您是否曾经因为轻微的碰撞或者跌倒就会伤到自己的骨骼？

②您连续3个月以上服用激素类药品吗？

③您的身高是否比年轻时降低了3厘米？

④您经常过度饮酒吗？（每天饮酒2次，或一周中只有1~2天不饮酒）

⑤您每天吸烟超过20支吗？

⑥您经常腹泻吗？（由于腹腔疾病或者肠炎而引起）

⑦父母有没有轻微碰撞或跌倒就会发生髋部骨折的情况？

⑧女士回答：您是否在45岁之前就绝经了？

⑨您是否曾经有过连续12个月以上没有月经（除了怀孕期间）？

⑩男士回答：您是否患有阳痿或者缺乏性欲这些症状？

提示：高龄、低体重女性尤其需要注意骨质疏松。医生常用"瘦小老太太"来形容这类高危人群。此外，缺乏运动、缺乏光照对年轻人来讲同样是骨质疏松的危险因素。

推荐六　珍惜食物不浪费，倡导文明新"食"尚

【关键推荐】

（1）珍惜食物，按需备餐，提倡分餐不浪费。

（2）选择新鲜卫生的食物和适宜的烹调方式。

（3）食物制备生熟分开、熟食二次加热要热透。

（4）学会阅读食品标签，合理选择食品。

（5）回家吃饭，享受食物和亲情。

（6）传承优良文化，兴饮食健康新风.

【重点解读】

1. 珍惜食物，杜绝浪费

食物是人类获取营养、赖以生存和发展的物质基础。"谁知盘中餐，粒粒皆辛苦"。种子需要经过耕耘、育苗、播种、施肥、灌溉、收割、加工，才能成为谷米最后走上我们的餐桌。是无数人付出的辛勤劳动，让我们享受到了舌尖上的美味，从食物中获得营养。勤俭节约是中华民族的传统美德，我们应该珍惜粮食、珍惜食物、尊重来之不易的劳动成果。

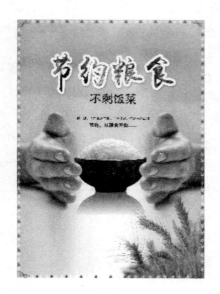

我国自 2004 年以来，虽然粮食产量实现连续增产，但人多地少的矛盾相当突出，人均耕地面积不足 1.35 亩（0.09 公顷），不足世界平均水平的 40%；人均食物资源并不丰富，而且粮食供需总量长期保持紧平衡，如 2016 年，我国大豆消费中 86.5% 来自进口。但是，我国食物浪费现象广泛存在。

根据国家有关部门调查评估，我国每年浪费的食物高达 1.2 亿吨，相当于 2.76 亿亩（0.18 亿公顷）农田种出的食物被丢进了垃圾

箱，占全国农作物播种面积的11.6%。如果杜绝这些浪费，则可产生如下的社会效益和经济效益：

（1）养活贫困人口。浪费的这些粮食可以养活我国所有的贫困人口。

（2）降低食品价格。如果谷物、水果蔬菜、肉类和水产品四类农产品的消费环节减少1%的浪费，那么，这四类农产品的国内价格将会分别下降2.5%、5.2%、2.1%和4.6%。

（3）改善生态环境。如果没有以上浪费，我国一年可以省下459万吨化肥和316亿吨农业用水，这有利于改善生态环境。

（4）减少雾霾。由于浪费产生了大量垃圾，而处理垃圾除所需要的能源和人力消耗增加外，还一定程度促成雾霾的形成。

（5）可持续发展。杜绝浪费，提升全社会勤俭节约美德，使得民族和家庭更和谐，社会的可持续发展更容易实现。

家庭是社会的细胞，广泛存在的浪费主要来自家庭和个人。调查发现，家庭食物浪费的主要原因有以下几点。

（1）收入水平的差异。高收入家庭人均食物浪费量是低收入家庭的3.8倍。有的孩子娇生惯养，过夜的菜不吃，冰箱放过的蔬菜和水果不吃。

（2）年龄因素。年轻人浪费的随意性大，显著高于老年人。

（3）意识程度。没有食物来之不易的意识，节约食物资源的意识薄弱。

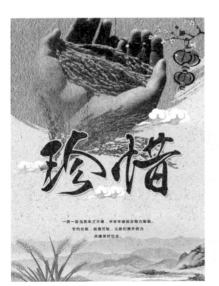

（4）过量购买。点餐过量、购买食物过量，或储存不当。

（5）社会氛围。全社会还没有形成"浪费可耻，节俭高尚"的氛围，没有促进全民增强节约意识的有效载体，没有建立制约浪费的强力机制。

2.减少食物浪费的小妙招

减少食物浪费，关键是要从现在做起，从每个人自己做起，从每个能减少浪费的环节做起。

（1）按需选取食物。采购食物前要做好计划，比如按照膳食指南对每天食物种类和数量的建议，考虑几个人吃，每个人的饭量、喜好，依据食物特性、适宜储藏的条件等来购买食物。容易变质的食物应少量购买。

（2）小分量。在总量控制的前提下，我们可以根据就餐人数和各自食量，按品种多、数量少的原则来安排菜肴。一般每盘荤菜重量约为150克，素菜或荤素搭配的菜肴约为300克。一家三口一餐安排三菜一汤基本能满足需要。每餐烹饪的食物不要太多，以免吃剩菜或造成浪费。要看到，小分量不仅能减少食物浪费，还是实现食物多样化膳食平衡的很好方法。

（3）剩菜巧处理。当餐剩余饭菜实在难以避免时，除烹饪过的叶菜类不宜储存（最好一次吃掉）外，首先应冷藏保存，再次利用的最好方法是直接加热食用。而有些食物通过加入其他食材就可以制作成全新的菜品，依旧十分可口。

①米饭之类：可以做成稀饭，或与剩菜一起做成蔬菜粥，或可以做成炒饭。

②瓜果、根茎类蔬菜：可以加入肉丝、豆腐干丝等做成新菜肴。

③肉类：可以化大为小，把大块的变成小块肉或者肉丝，加入新鲜蔬菜后就可以成为新菜。也可以与米饭一起加上其他食材烹制成炒饭。

3. 回家吃饭，享受天伦之乐

劳碌一天后家人等你回家吃饭，会有一种美好的感觉，既可以享受烹饪之乐，一家人围桌晚餐，也享受天伦之乐，是一天中最温馨美好的时光，更是一种幸福。

回家吃饭是传承中华饮食文化的桥梁。家庭是传承尊老爱幼、良好饮食文化传统的最佳场所。家庭教育也是整个国家教育事业的重要组成部分，而"饭桌"是传承饮食文化和培育饮食素养的最好平台和最佳时机。更重要的是，在家吃饭可让全家人受益。

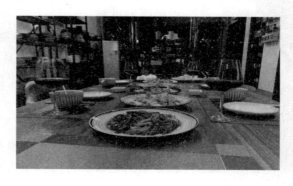

（1）有助于健康饮食。在家烹调需要亲自动手，合理搭配各类食物，实践少盐少油的清淡口味饮食。同时，还能有效控制饭菜的食用量。研究证明，经常在家吃晚饭的 9 ～ 14 岁的孩子，可以摄入更多的蔬菜水果、更少的油炸食品，这样的饮食更健康。

（2）有益于情感沟通。餐饮有着浓厚的家"情"文化和家"礼"色彩，一家老少会餐团聚，饭好菜香，其乐融融。家庭身教是饮食礼仪的最好形式和示范行为，研究表明，经常在家吃饭的孩子不容易心情低落或饮食紊乱。如果孩子有规律地和父母一起吃饭，就会更早发现问题、改善不良情绪。饭桌上，家长可以了解孩子对食物、味道的喜恶，进而调整烹饪方法；可观察或及时发现孩子偏食挑食的问题，纠正和引导孩子健康的饮食习惯。同时，饭桌上也可以了解老人对饭菜的感观、胃口好坏，了解近来食物摄入多少，可间接了解和发现老人的健康情况。而且，照顾年长老人、陪伴老人进餐，是晚辈的责任和义务。

（3）有利于家风传递。良好的家风从家庭走向社会，成为社会风气和饮食文化整体提升的力量之源。在家的时间除了睡觉之外，全家人聚在一起做的最多的事情就是烹饪和进餐，因此餐桌就成了家风传递的主要场所。

4. 在外吃饭也要分餐

无论是单位集体用餐还是亲朋好友聚餐、家庭用餐，都应当按科学的饮食原则倡导合理分餐或分餐。使用公筷公匙，每人取入自己盘子内，有利于定量取菜、按需进食，控制进餐食物分量，保证营养平衡。儿童可以学习认识食物、熟悉量化食物，有助于养成良好饮食习惯；同时，分餐或份餐可避免共同用餐时个人使用的筷子、勺子接触桌菜食物，经口、唾液传播传染性疾病，起到预防经口传播疾病的作用；再则，分餐或份餐可减少浪费，因为聚餐场合或在外就餐时（家宴、宴请、会餐等）往往会过量购买和过量备餐，若分餐或份餐便可以按量取舍，剩余饭菜还可以打包带走。因此，分餐或份餐是养成良好的饮食习惯、新"食"尚的开始，长期坚持，不仅能够培养人们健康的饮食习惯，还可以减少食物浪费和疾病传播，一举多得。

5. 吃好晚餐很重要

合理膳食的主要原则是三餐要合理，即早餐摄入量占全天的 30%，中餐占40%，晚餐占 30%。而国人一般家庭一日三餐的习惯，大都是早餐比较随便，中餐可以对付，而晚餐是郑重其事，绝对不能应付了事。大部分的家宴与亲朋

大众膳食指南

好友聚餐在晚上，一家人白天见不到，一起吃晚饭是最好的家人团聚时刻。但从健康饮食的要求来看，如何吃好晚餐是很重要的，要注意下面几个不宜。

（1）晚餐不宜过晚。晚餐不宜吃得太晚，否则易患尿道结石。不少人因工作关系很晚才吃晚餐，餐后不久就上床睡觉。在睡眠状态下血液流速变慢，小便排泄也随之减少，而饮食中的钙盐除被人体吸收外，余下的须经尿道排出。据测定，人体排尿高峰一般在进食后 4～5 小时，如果晚餐太晚，比如在晚上八九点才进食，排尿高峰便在凌晨零点以后，此时睡得正香，高浓度的钙盐与尿液在尿道中滞留，与尿酸结合生成草酸钙，当其浓度较高时，在正常体温下可析出结晶并沉淀、积聚，形成尿道结石。因此，应尽早进晚餐，餐后适量饮水，使进食后的排泄高峰提前，排一次尿后再睡觉为好。

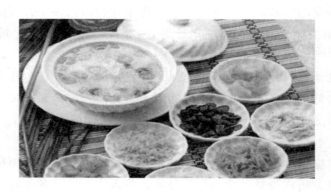

（2）晚餐不宜过饱。中医认为，"胃不和，卧不宁"。晚餐过饱会造成胃肠道负担加重，胃在睡觉后仍不能停止运转，使人失眠、多梦，久而久之，易引起神经衰弱等疾病。而中年人如果长期晚餐过饱，反复刺激胰岛素大量分泌，往往会造成胰岛素 β 细胞负担加重，进而衰竭，诱发糖尿病。据分析，近年来，中老年人糖尿病多发与高发，很可能与此相关。同时，晚餐过饱会导致部分蛋白质不能消化吸收，在肠道细菌的作用下会产生有毒物质，加之睡眠时肠道蠕动减慢，相对延长了这些物质在肠道的停留时间，增加了大肠癌发生的风险。

（3）晚餐不宜过荤。医学研究发现，晚餐经常吃荤食的人比经常吃素食的人血脂高。患高血脂、高血压的人如果晚餐经常吃荤，等于火上浇油，增加了动脉粥样硬化和冠心病发生的风险。

（4）晚餐不宜过甜。晚餐及餐后都不宜吃甜食。这是因为晚上肝脏、脂肪组织与肌肉等糖代谢活性最弱。添加糖经消化分解为果糖与葡萄糖，被人体吸收后分别转变成能量与脂肪，由于运动能抑制胰岛素分泌，对添加糖转换成脂肪有抑制作用，而晚餐后人的运动或活动量普遍大为减弱或减少，这一抑制功能也就相对减弱。所以，摄取甜性食物后立即运动，就可抑制血液中的中性脂肪浓度增高。而摄取甜性食物后立刻休息（如晚餐后），结果则相反，久而久之就会令人发胖。

6.食品安全才能获得营养

食物从生产到餐桌，若不加强防范和管理，那么，在任何一个环节都有可能被污染的情况发生。只有保障食物的安全，才能更好地从食物中获得营养，促进健康。我们应该从以下几个方面来加强预防：

（1）选择新鲜食物。新鲜食物样样好。食物选购是营养与食品卫生的关键环节，选择新鲜卫生的食物是预防食源性疾病的根本措施。一般来说，当地当季或储藏期短的食物比较新鲜。新鲜食物水分多，营养也充足。储存时间过长的食物，就会由于自身内部的化学反应以及微生物的生长繁殖而发生变化。如某些细菌、霉菌大量生长繁殖产生毒素，油脂氧化发生酸败，某些食物成分分解产生有害成分，新鲜蔬菜存放在潮湿和温度过高的地方产生亚硝酸盐等。由此可见，食用不新鲜食物必然会给身体带来危害，更不用说从食物中获取营养了。

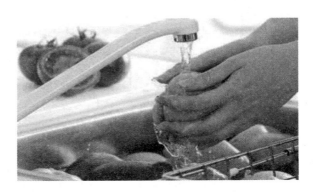

（2）吃卫生的食物。卫生的食物干净无寄生虫，无污染未见腐烂，包装无破损并在保质期内；食用时食物经充分加热等，防止各种有害物质通过食物进入人体危害健康。如果食物被细菌、寄生虫、病毒、化学物质等污染，食用后就会导致食源性疾病。食源性疾病最常见的症状是腹痛、呕吐和腹泻，应及时就近就医处理。

（3）食物彻底煮熟。烹调时采用适当的温度可以杀死几乎所有的致病性微生物。研究表明，烹调食物中心温度达到70℃或以上时，有助于消灭多数微生物。在对食物卫生状况没有确切把握的情况下，彻底煮熟食物是保证饮食安全的最有效手段，尤其对于畜、禽、水产品和蛋等微生物污染风险较高的食品。食物彻底煮熟的关键措施有以下几点。

①掌握时间，确保食物煮熟。

②用专用食物温度计检查烹调中的食物中心温度是否达到70℃以上。要注意，检测时要确保食物温度计不接触骨头或容器的内侧；为了避免生熟食物的交叉污染，每次用完温度计后一定要清洗和消毒。

③食物二次加热必须热透。

7.学会辨别食物优劣

通过积累经验，运用我们的感官（眼、鼻、耳、舌、手），在选购食物时辨别食物是否新鲜。即通过用眼睛看、鼻子嗅、耳朵听、口品尝和用手触摸等方式，对食物的色、香、味和外观形态进行综合性的鉴别和评价。

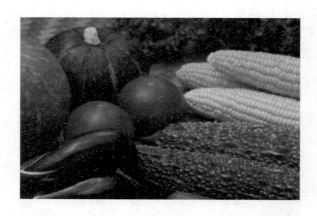

（1）谷物类。优质大米呈清白色，有光泽，颗粒均匀、饱满，无异味；劣质大米：色发黄或灰暗，无光泽，质地疏松，捏之易碎，有霉变气味。优质面粉色泽呈白色或微黄色、不发暗，无杂质，无异味，无虫子和结块，手指碾捏时无粗粒感，手紧捏后放开不成团；而劣质面粉色灰白或深黄色、发暗，色泽不均匀，有异味，有结块或手捏成团。

（2）肉类。新鲜的肉类表面有光泽，颜色均匀，具有正常气味。瘦肉鲜红，指压时富有弹性，压后凹陷立即恢复，脂肪呈白色（牛、羊肉或为淡黄色），外表微干或微湿润、不黏手。

不新鲜的肉无光泽，脂肪灰绿，外表极度干燥或黏手，指压后的凹陷不能复原，留有明显痕迹，切面上有黏液，可闻到异常气味。若是死后屠宰的，则肉色暗红，有青紫色斑，血管中有紫红色血液淤积。

（3）禽类。以鸡为例，将鸡抓住翅膀提起，健康活鸡挣扎有力，双腿收齐，有一定重量，鸡冠鲜红，肛门较干净；病鸡则挣扎无力，脚伸而不收，肉薄身轻，鸡冠变色，肛门里有红点。

屠宰后不新鲜的禽类眼球干缩、凹陷，角膜混浊污秽，口腔上带有黏液，体表无光泽，皮肤表面湿润发黏，肉质松散，呈暗红、淡绿或灰色。

（4）蛋类。鲜蛋的蛋壳坚固、完整、清洁，常有一层粉状物，手摸发涩，手感发沉，灯光透视可见蛋呈微红色。

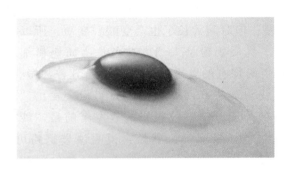

不新鲜蛋的蛋壳呈灰乌色，或有斑点、有裂纹，手感轻飘，灯光透视时不透光或有灰褐色阴影。打开常见到黏壳或者散黄。

鸡蛋在室温下的一天，相当于在冰箱内一周的时间，所以要尽量选购冷藏鸡蛋，购买后也要及时冷藏。

（5）鱼类。鲜鱼的体表有光泽，鱼鳞完整、无脱落；眼球饱满突出，角膜透明清亮；鱼鳃清晰呈鲜红色，没有黏液；肌肉坚实有弹性，指压后凹陷处立即平复。

不新鲜的鱼体表颜色变黄或变红，眼球平坦或稍陷，角膜浑浊，鱼鳃粘连；鱼鳞色泽发暗，鳞片松动；肌肉松弛、弹性差，指压时凹陷部分很难平复；腹部膨胀，更甚者肛孔鼓出，有异臭气味。

（6）奶类。新鲜奶为乳白色或稍带微黄色，呈均匀的流体，无沉淀、凝块和机械杂质，无黏稠和浓厚现象，具有特有的乳香味，无异味。

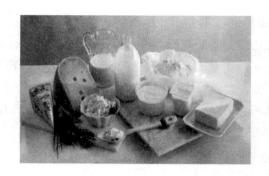

　　不新鲜的奶从表面看为浅粉红色或显著的黄绿色，呈稠而不匀的溶液状，有致密凝块或絮状物，并有明显的异味。如果加热则变成豆腐渣样，那就更容易识别了。

　　酸奶和奶酪比较耐储藏，但实际上，酸奶和奶酪始终处于发酵过程中，虽然发酵过程变化很慢，但时间太长了也会变酸、变质，所以需要冰箱储存。

　　奶粉优劣识别。优质奶粉呈天然乳黄色；劣质奶粉细看有结晶，或呈漂白色。优质奶粉有牛奶特有的乳香味；劣质奶粉乳香甚微，甚至没有乳香味。袋装奶粉用手指捏住包装袋来回摩擦，优质奶粉会发出"吱吱"声；而劣质奶粉由于掺有葡萄糖等成分，颗粒较粗，故发出的是"沙沙"的流动声。手压时，注意是否漏气，如果漏气、漏粉，说明该袋奶粉可能存在质量问题。把少许奶粉放进嘴里品尝，优质奶粉细腻发黏，易粘住牙齿、舌头，且无糖的甜味；劣质奶粉放入口中很快溶解，不粘牙，甜味浓。把奶粉放入杯中，溶解越快的越不好。用热开水冲时，优质奶粉形成悬漂物上浮，搅拌之初会粘住调羹；劣质奶粉溶解迅速，没有天然乳汁的香味和颜色。查阅生产日期和保质期限，以判断是否在安全食用期内；查包装上的图案、文字是否清晰，生产厂家名称和地址是否明确等。最后需强调的是，挑选奶粉时应首先考虑较大生产厂家生产的，尤其是要选择从研发、生产、销售（长期的）、制造皆由同一家公司完成的品牌奶粉。

　　（7）豆腐。新鲜豆腐如卤水豆腐颜色呈白中略偏黄，质地比较粗老，豆香味足；石膏豆腐色泽洁白，细嫩光滑，豆香味比较淡；内酯豆腐洁白细腻，质地水嫩，有光泽。

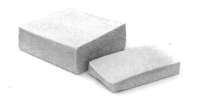

不新鲜的豆腐呈深灰色、深黄色或红褐色，表面发黏，块形不完整，无弹性，触之易碎，有杂质，有馊味等不良气味。

（8）烹饪油的优劣识别。优质烹饪油透明度好，无沉淀物，有各自独特固有的气味，无异味；劣质烹饪油油液浑浊，有大量悬浮物和沉淀物，有霉味、焦味、哈喇味等不良气味，尝之还有苦味、酸味、辣味及其他刺激气味或不良滋味。

8.选择合理储藏方式

为保持食物新鲜，避免微生物和寄生虫污染，不同食物都应根据其特性采取相应的合理储藏方式。

（1）粮食、干果类食品储藏原则。低温、避光、通风、干燥。比如袋装米面可在取用后将袋口扎紧，并存放在阴凉干燥处。平时应经常采取的措施是防尘、防蝇、防鼠、防虫及防止霉变。

（2）肉类、水产品、水果、蔬菜、奶制品及豆制品储藏原则。根据这些食物的特性和标明的储存条件存放，并在一定期限内吃完，避免食物不新鲜或变质。例如，肉类可以切成小块分别装袋后放入冰箱冷冻室，食用时取出一袋即可，不影响剩余肉块的储藏。

9.冰箱不"保险"

常用冰箱的冷藏温度是 4 ～ 8℃，冷冻温度为 –23 ～ –12℃。而 4 ～ 60℃是食物容易发生变质的比较危险温度范围，应尽可能地减少食物在此温度范围的存放时间。

需要特别提醒的是，冷藏或冷冻食物只可以减慢细菌的生长速度，而实际上部分微生物仍能生长。因此，认为将食物放入冰箱内便是一劳永逸，这是大错特错了，冰箱并不是食物的"保险箱"，长时间的冷藏很不可取。

冰箱储存食物的建议：不能塞得太满，因为冷空气需要足够的循环空间来保证制冷效果。

生熟食物必须分别储藏，不能混放，应该熟食在上，生食在下；剩余饭菜在冰箱中存放后应尽快吃完，重复加热不能超过一次；定期检查和清理冰箱，发现食物有变质腐败迹象要马上清除；应定期清洁冰箱，擦洗冰箱内壁及各个角落，保持冰箱内部整洁。

10.学会读懂食品标签

消费者应学会读懂食品标签。包装食品（即预包装食品）外包装上的食品标签上通常标注了食品的生产日期、保质期、配料、质量（品质）等级等，可以提供食物是否新鲜、产品特点、营养等信息。因此，购买食物时要注意读懂食物标签，特别是以下几个方面的信息内容。

（1）日期信息和储存条件。包装食品上的日期信息包括生产日期和保质期两个方面。购买时应尽量选择生产日期较近的食品，不购买超过保质期的食品。在保质期内的产品，要看食物是否在标示的储存条件下存放，如标签要求冷藏的，卖家却放在常温下，这种食品即使在保质期内，最好也不要买。

（2）配料表。按照"食物用料量递减"的标示原则，食品配料表按序标示了食品的原料、辅料、食品添加剂等信息。按规定，所有使用的添加剂种类必须在配料表中标示出来，购买选择时应加以关注。比如"人造黄油""氢化植物油""植物奶油""植物黄油""果糖""盐""起酥油"等都可在配料表中看到。

（3）营养标签。标签上的"营养成分表"能显示该食物所含的能量、蛋白质、脂肪、碳水化合物、钠等食物营养基本信息，有助于了解食品的营养成分和特征。所以，购买食品时一定要看好标签，让营养标签成为理性选择食品的好帮手。举例：某饼干的营养标签见图1。

根据《预包装食品营养标签通则》（GB 28050 – 2011）的规定，能量、蛋白质、脂肪、碳水化合物和钠是营养成分表强制标示的内容。如果预包装食品的配料中含有或生产过程中使用了氢化和（或）部分氢化油脂，在营养成分表中还应标示出反式脂肪（酸）的含量。

买食品，学会看懂营养标签，就会逐渐了解食品中油、盐、糖的含量，并做到理性选择、明白消费。

学会看懂营养标签，一定要关注以下这些关键词：无糖、无盐、无脂；低糖、低盐、低脂；减少糖、减少盐、减脂。

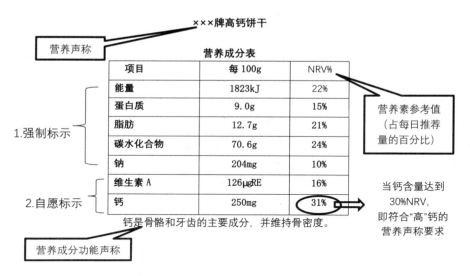

图1　食品营养标签示意图

11.慎防食物过敏

一些人群会对某类食物或食物中的某些成分发生过敏反应，通常会累及呼吸道、皮肤和消化道，称为食物过敏。虽然食物过敏只影响小部分人群，但可能对这类特定人群造成较大的危害，故而是食品安全的一个重要方面。

我国食品安全国家标准《预包装食品标签通则》（GB 7718 – 2011）中，列出了常见的八类过敏原。

（1）含有麸质的谷物及其制品（如小麦、黑麦、大麦等）。

（2）甲壳纲类动物及其制品（如虾、蟹等）。

（3）鱼类及其制品。

（4）蛋类及其制品。

（5）花生及其制品。

（6）豆类及其制品（如大豆、豌豆、蚕豆等）。

（7）乳及乳制品（如牛奶、山羊奶等）。

（8）坚果及果仁类制品（如杏仁、胡桃、榛子和腰果等）。

有家族过敏史或者有过敏经历的人群，购买食物时应关注预包装食品配料表或者标签上的过敏原信息标示，如配料表中标示的牛奶、鸡蛋粉、大豆等；在邻近配料表的位置如："含有……""可能含有……""此生产线也加工含有……的食品"等（以上省略号指相关过敏原），避免摄入相应食物。

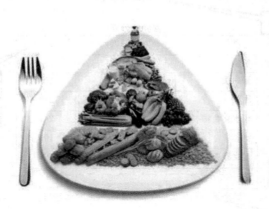

12. 从我做起，兴新"食"尚

饮食行为看似是个人或家庭的行为，但它在无形中会影响整个社会文明和民族形象。合理膳食、营养平衡、饮食卫生、勤俭节约、珍惜食物、文明餐饮等是传承和发扬优良饮食文化的关键点，也是身体健康的重要保障。从我做起，从现在做起，全社会都应该支持和创造良好饮食文化，为人人健康、健康中国贡献力量。具体要做到以下几点。

（1）平衡膳食，食品安全。

（2）珍惜食物，杜绝浪费。

（3）推行简餐，鼓励分餐。

（4）传承文明，发扬光大。

（5）不购买和食用国家保护动植物。

（6）回家吃饭，享受亲情。

（7）响应政府倡导，不使用一次性餐具。

13. 对特殊人群的建议

（1）婴幼儿。由于婴幼儿的注意力持续时间较短，一次进餐的时间应控制在 20 分钟以内，避免养成拖拉进餐的坏习惯。进餐时鼓励幼儿手抓食物自喂，或练习使用餐具以增加进餐兴趣，鼓励幼儿自主进食；父母的进食行为和用餐习惯是婴幼儿的榜样，应多做示范动作让婴幼儿多模仿、多练习；婴幼儿应在没有电视、没有玩具的环境中进餐，并且不以食物作为奖励或惩罚。

（2）儿童青少年。通过相关课程、兴趣小组、开辟"校园菜园"、学生帮厨、在家参与择菜和烹饪等多种形式，认识食物和学习食物相关知识，培养节约食物的习惯；进餐时避免看电视、玩玩具。

（3）老年人。保持良好饮食习惯、节约风尚和餐桌礼仪，为家人做表率；与家人一起就餐享受亲情。

【知识链接】

1.饮食文化含义

饮食文化是各个民族最广泛的风俗习惯，是居民智慧和最基本的文化素质体现。传承优良饮食文化对增强居民的膳食指南实践认同感和文化向心力有着重要作用，同时为中华民族饮食文明、行为改善提供强大的文化支撑。

饮食文化是饮食相关的理念、意识、形式和行为的综合体现，我国饮食文化包括养生、礼让、美学、节俭等文化特点，营养健康是饮食文化的核心。

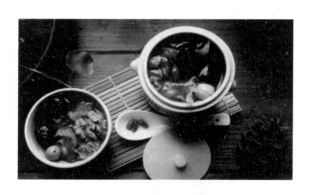

（1）养生文化。饮食养生文化在我国历史悠久，《黄帝内经》就提出"五谷为养、五果为助、五畜为益、五菜为充"的饮食原则，是现代膳食平衡观的起源，并由"医食同源"派生出了中国饮食养生思想，形成了中国特色的饮食养生的宝贵传统。一直以来，膳食平衡、传统进补是中国养生文化的主导。

（2）礼仪文化。饮食礼仪在餐桌上就体现在礼、孝、德、让、教。宾客长幼之礼，尊敬长者之孝，珍惜食物美德，饮食谦让有度，家长言传身教，以及坐姿吃相文明等，是给孩子最好的人生礼物。餐饮有着浓厚的家"情"文化和家"礼"色彩，家传身教是饮食礼仪的最好行为。个体从家庭走向社会，家风的影响亦会随之远播，成为提升社会风气和饮食文化的力量之源。

（3）美学文化。膳食美学是我国饮食文化的显著特点，"烹""调""配"

无不成为美味、美型的技术手段。中国饮食讲究色、香、味、器，更有席间伴乐，既出于对食物的尊敬，也是对"美"的追求。盐是百味之首，"品"对应着的是"味"，品味是一种享受，根据地域性的差异和人们的习惯，因而产生了不同菜系风味特点。

（4）勤俭节约。勤俭节约是中华民族的传统美德，尊重劳动、珍惜食物、节约资源、勤俭持家都体现了对食物资源的爱护和珍惜。"谁知盘中餐，粒粒皆辛苦"成为人们传承节约理念的警世佳句。现在虽然经济发展了，但是节约不浪费仍是可持续发展的需要，依旧具有现实意义和时代光彩。另外，烹饪中的盐、油用量过大，一次性餐具过多也是一种浪费，应该力求避免。

（5）饮食方式。多人共餐是我国多数地区的传统膳食方式，2003年的"非典"疫情敲响了多人共餐方式的警钟。在中国烹饪协会和中国饭店协会的共同倡导下，《餐饮业分餐制经营服务规范》于2003年发布，首次正式提出餐饮业分餐制的形式和规范要求；2014年，国务院办公厅印发了《关于厉行节约反对食品浪费的意见》，明确提出推行科学文明的餐饮消费模式，如商务餐、分餐制，可选择套餐，多提供小份菜品等，为分餐制的实施打下良好基础。在发达国家，分餐、标准化餐饮已经是一个饮食习惯，一些亚洲国家也均已施行，为推动和引导健康饮食消费、预防疾病和营养保障起到关键作用。

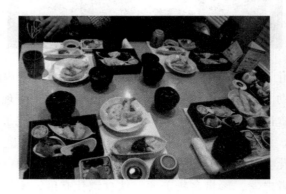

2.食源性疾病

根据资料分析，食源性疾病事件主要发生在餐饮服务单位，包括饭店、单位食堂和乡村酒席等，占总数的55.4%。

食源性疾病的常见致病因素有致病性微生物、天然毒素、寄生虫和有毒有害化学物质等，而最主要的原因之一是致病性微生物。常见的引起食源性疾病的微生物主要有沙门菌、副溶血性弧菌、致病性大肠埃希菌、单增李斯特菌和金黄色葡萄球菌等。其中，沙门菌既可感染动物也可感染人类，极易引起人类的食物中毒。家禽、家畜、肉类食品和蛋类等是沙门菌病的主要传播媒介。我国每年有900万余人因感染沙门菌而患病。副溶血性弧菌主要存在于近岸海水、海底沉积物和鱼、贝类等海产品，因此副溶血性弧菌感染主要是由食用海产品引起的。大肠埃希菌主要存在于人和动物的肠道内，属于肠道的正常菌群，通常不致病，但也有部分大肠埃希菌是有致病性的，其主要传播媒介与沙门菌类似。单增李斯特菌本身即可致病，同时可分泌一种毒素即李斯特菌溶血素，被污染的食品主要有肉制品和速冻米面制品。金黄色葡萄球菌也是引起食源性疾病的常见菌种，广泛存在于自然界中，对热具有较强的抵抗力，目前食品中的来源主要有生牛乳和速冻食品。

除致病性微生物之外，化学性污染物和天然毒素也是引起食源性疾病的主要原因。化学性污染物主要包括有毒金属、农药残留及兽药残留等。有毒金属污染物有铅、砷、汞和镉等，如某些蛋制品和茶叶中铅含量较高，镉污染区的稻米中镉含量较高，鱼贝类食品中甲基汞污染最为突出等。造成这类污染的主要原因有以下几种：人为的环境污染对食品造成直接或间接的污染；食品加工、储存、运输和销售过程中使用或接触的机械、管道、容器，以及添加剂中含有的有害金属元素导致食品的污染；某些地区特殊自然环境中的高本底含量使这些地区生产的食用动植物中有毒金属元素含量较高。常见的农药残留种类主要为有机磷类农药、有机氯类农药、氨基甲酸酯类农药和拟除虫菊酯类农药，而兽药残留则多为抗生素类、肾上腺素受体激动剂类、磺胺类和激素类等。

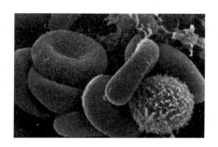

天然毒素又称生物毒素，是来源于生物的有毒化学物质，包括动物、植物等不同食物产生的各种有毒物质。黄曲霉毒素就是粮油食品中多见的天然毒素，食

用霉变的花生导致的中毒就是由黄曲霉毒素引起的。此外，霉变甘蔗、霉变的豆类、河豚、织纹螺、毒蘑菇、含氰苷类的苦果仁和木薯以及部分有毒贝类等食品，都含有天然毒素。如果误食这些食品或加工方式不正确，就会引起食源性疾病。

食源性疾病最常见的症状是腹痛、呕吐、腹泻等，不仅引起患者的脱水、消化不良，也严重影响食物中营养素的吸收利用，严重时可导致死亡。

食源性疾病不仅会带来沉重的疾病负担，还可造成巨大的经济损失。据报道，美国仅食源性沙门菌病一项，每年就会有 23 多亿美元的经济损失。食源性弯曲菌病更加严重，导致美国每年 13 亿～ 68 亿美元的经济损失；我国目前尚无全国性的经济学统计数据，但其造成的巨大影响不可忽视。因此，注意饮食安全、预防食源性疾病，无论对于减轻疾病负担还是减轻经济负担，都有巨大的公共卫生意义。

3.食品添加剂不可怕

人们在重视食品营养的同时，会更加关注食品中的各种添加剂。比如，人们常吃的方便面、面饼和调料包中的食品添加剂的种类可能超过 20 多种。那么，食品添加剂是否对身体有害呢？

实际上，食品添加剂能让食物更好看、更好吃，所有包装食品，如果没有食品添加剂就无法生产、保存，更无法保证品质。食品添加剂是现代食品工业发展的标志，没有食品添加剂就没有超市丰富的食品供应。当然，这并不是鼓励大家多食用含有添加剂的食物，能少食用或不食用当然更好。但是适量食用按国家标准合理使用添加剂的食品，比如方便面，不会对健康构成危害。

国家对食品添加剂的使用有严格的规定，比如柠檬黄是食品添加剂，允许添加在饮料或者其他允许添加的食物里，但不允许将柠檬黄添加到玉米粉中做成玉米馒头，添加了就属于不合格产品。所以，消费者无须惧怕食品添加剂，科学、理性地了解和掌握食品添加剂的相关知识，合理使用含有食品添加剂的食品，丰富我们的生活。

4.了解食品标签

随着社会、经济的发展，我国食品工业和流通领域发展迅猛，预包装食品已经成为百姓食物消费的主流。预包装食品是指预先定量包装的食品或者在包装材料和容器中的食品，包括预先定量包装以及预先定量制作在包装材料和容器中并且在一定量限范围内具有统一的质量或体积标识的食品，如日常我们在市场买到的包装好的饼干、乳制品、肉制品、油、调味品、瓶装水等均为预包装食品。食品标签是向消费者传递产品信息的载体。食品标签不仅是了解食品及其信息的窗口，也是提高消费者辨别、认知食品能力的良好途径。做好预包装食品标签管理，既是维护消费者权益、保障行业健康发展的有效手段，也是实现食品安全科学管理的需求。我国食品安全国家标准《预包装食品标签通则》（GB 7718-2011）、《预包装食品营养标签通则》（GB 28050-2011）、《预包装特殊膳食用食品标签通则》（GB 13432-2013）等规定了对不同产品食品标签的管理要求。

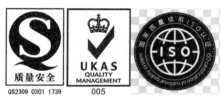

我国部分省市开展了消费者对食品标签尤其是营养标签的认知状况调查。结果表明，消费者对食品标签的关注度较高，最关注的是生产日期和保质期，但对标签上其他信息的关注度和知晓率则较低。以营养标签为例，近年调查显示，消费者对食品营养标签的知晓率和关注度还不高，一般女性对营养标签的知晓度和关注度高于男性，文化程度越高，对食品营养标签的信息理解度越高。因此，食品标签是传播营养安全信息的一个有效途径。

以前人们一般比较关心食品的生产厂家、厂址、生产日期和保质期等信息，而忽视营养标签的信息，其实这是最重要的。《预包装食品营养标签通则》规定，预包装食品都要提供含有营养信息的标签，包括能量、蛋白质、脂肪、碳水化合物和钠的含量，该规定标志着我国已从关注食品安全转为关注食品营养健康。这样，我们在购买食品的时候，就可以按照自身的需要做出更理性的选择。

那么，如何查看食品营养成分表呢？其实，食品的营养成分表是告知消费者该食品的营养搭配情况。理想食品的各类营养成分比较均衡。比如，能量占一天所需营养的10%，其他营养成分也应分别占一天所需营养的10%左右。所以，在选择食品时应多比较，尽量选择成分占比相对均衡的产品，特别要注意钠的占比。例如，每100克（毫升）或一份食品所含能量占一天需要的10%，而脂肪占50%，或所含脂肪占10%，而蛋白质只占有5%，那么长期食用该食品就会导致脂肪超标或蛋白质不足。

再如，现在市场上的牛奶制品五花八门，消费者往往难辨某牛奶制品是纯牛奶还是乳饮料。通过营养标签就很容易进行区分：纯牛奶的蛋白质含量要求为 100 克中大于 2.9 克，而乳饮料的蛋白质含量只要求 100 克中大于 1 克。对于品牌不同价格差不多的牛奶，我们可以通过对比营养标签里蛋白质的含量来选择，哪个蛋白质成分高，营养价值也相对较高。

同时，要注意看清营养素含量的单位，最好都以每 100 克食品含量为标准进行比较，以做出正确的判断。

5. 如何辨别常见的有毒食物

一些动物或植物性食物中含有天然毒素，误食这些动、植物导致的食物中毒事件在各地常有发生。下面介绍常见的有毒动、植物食物。

（1）河豚。河豚肉鲜美，但是多种河豚的内脏均含有一种能致人死亡的神经性毒素——河豚毒素。其毒性相当于剧毒药品氰化钠的 1250 倍，不足 1 毫克就能致人死亡。河豚最毒的部分是卵巢、肝脏，其次是肾脏、鳃和皮肤。河豚毒素能使人神经麻痹、呕吐、四肢发冷，进而停止心跳和呼吸。

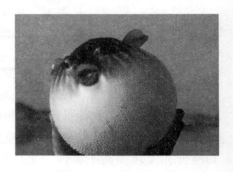

为了预防误食河豚中毒，需要学会认识和鉴别这种鱼。河豚体形长、圆，头比较方、扁，鱼体光滑无鳞，却有美丽的斑纹，或呈黑黄色，鳃小不明显，肚腹为黄白色，背腹有小白刺（清明后小白刺更加明显）。

（2）毒蕈。毒蕈又称毒蘑菇，是指食后可引起中毒的蕈类。在我国目前已鉴定的蕈类中，可食用蕈近 300 种，有毒蕈类约有 100 种，可致人死亡的至少有 10 种。毒蕈中毒事件每年在全国各地均有发生，多发生在高温多雨的夏秋季节，以农村家庭为主，有时可在一个地区连续发生，常常因误采毒蘑菇食用而中毒。

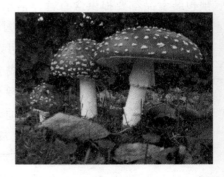

为了预防毒蕈中毒，不要轻易品尝不认识的蘑菇，必须请教有实践经验者分辨清楚之后，证明确实无毒后方可食用，未经证实无毒的蘑菇切不可盲目食用。如果不慎误食了有毒蘑菇，应尽快催

吐，及时就近求医就诊。

（3）含氰苷类植物。氰苷类化合物存在于多种植物中，特别是木薯的块根、苦杏仁、苦桃仁等果仁中含量比较高。这种化合物可水解产生剧毒的氰氢酸，对健康具有较大的危害性。

预防此类中毒的措施主要是加强宣传教育，不生吃各种苦味果仁和木薯，也不能食用炒过的。若食用上述果仁，必须用清水充分浸泡，再敞锅蒸煮，使氰氢酸挥发掉。食用木薯前必须将木薯去皮，加水浸泡3天以上，再敞锅蒸煮，熟后再置清水中浸泡40小时。

（4）未成熟或发芽马铃薯。马铃薯又称土豆，是我国居民经常食用的一种薯类食物。马铃薯中含有一种毒性成分龙葵素，可引起溶血，并对运动中枢及呼吸中枢有麻痹作用。成熟的马铃薯含龙葵素很少，每100克仅含5～10毫克毒素。未成熟或发芽的马铃薯含这种毒素则明显增多，每100克可达30～60毫克，甚至高达400毫克，所以大量食用未成熟或发芽马铃薯可引起急性中毒。

预防马铃薯中毒的措施主要是避免食用未成熟（青紫皮）以及发芽的马铃薯。龙葵素可溶于水，遇醋酸易分解，高热、煮熟亦能解除其毒性。少量发芽马铃薯应深挖去发芽部分，并浸泡30分钟以上，弃去浸泡水，再加水煮透，倒去汤汁才可食用。另外，在煮马铃薯时可加些米醋，促使其毒素分解。

（5）鲜黄花菜。鲜黄花菜中含有秋水仙碱，经肠道吸收后可在体内转变成有毒的二秋水仙碱，引起食物中毒。秋水仙碱可溶解于水，因而通过水焯、泡煮等过程会减少其在蔬菜中的含量，减少对人体的毒性。所以，食用鲜黄花菜前应用水浸泡或用开水浸烫后弃水炒煮食用。

（6）未熟的四季豆。四季豆又称为豆角、梅豆角等，是人们普遍食用的一种蔬菜。生的四季豆中含皂苷和血细胞凝集素，对人体消化道具有强烈的刺激性，并对红细胞有溶解或凝集作用。如果烹调时加热不彻底，其中的毒素未被破坏，食用后就会引起中毒。

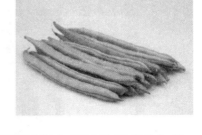

避免四季豆中毒的方法非常简单，只要在烹调时把全部四季豆充分加热、彻底炒熟，使其外观失去原有的生绿色，就可以破坏其中含有的皂苷和血细胞凝集素。

（7）有毒贝类。贝类味道鲜美，是人们喜爱的海鲜食物，但是织纹螺等含有毒性物质，容易引发食物中毒。贝类食物中毒的发生与水域中藻类大量繁殖有关。有毒藻类产生的毒素被贝类富集，当人食用贝肉后，毒素迅速释放并产生毒性作用。

为了防止贝类食物中毒，在海藻大量繁殖期及出现所谓"赤潮"时，应禁止采集、出售和食用贝类。另外，贝类的毒素主要积聚于内脏，食用时注意去除，可减少中毒的可能性。

6.过多食用熏、腌、酱制食品有害健康

熏制、腌制、酱制食品是人类的非必需食品，不可以过多食用。熏鱼、熏肉等食品在加工时需利用木屑等各种材料焖烧产生的烟气熏制，目的为提高其防腐能力，并使食品产生特殊的香味，改善口味。但是，烟熏气体中含有致癌物质苯并芘，容易污染食品，必须引起警惕。

食物经过高浓度的食盐腌制，可以阻止微生物生长，延长保存期。但是，如果腌制方法不当，反而容易产生危害。例如，食盐浓度不够高，容易导致蔬菜或肉类发霉变质。腌菜时放盐过少、腌制时间过短都有可能产生亚硝酸盐。长期少量摄入亚硝酸盐会对人体产生慢性毒性作用，甚至有致癌作用。因此，腌制食物时应注意加足食盐，并低温储存；大量腌制蔬菜至少要腌制 20 天以上再食用。

酱制食品中可能需要添加亚硝酸盐以利护色和保藏，但会破坏胡萝卜素、维生素 B_1、维生素 C 以及叶酸。尤为重要的是，亚硝酸盐可以在特定条件下转化成致癌物亚硝胺，过多食用有害健康。因此，各类产品应严格按照国家标准的要求使用亚硝酸盐。

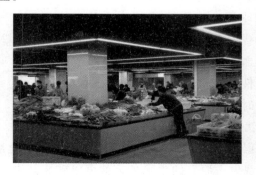

第三部分　如何实践平衡膳食

一、平衡膳食模式和图示
二、定量估计食物摄入量
三、动手制定平衡膳食食谱
四、膳食指南知识自测表

"中国居民平衡膳食宝塔""中国居民平衡膳食餐盘"和"中国儿童平衡膳食算盘"（以下简称膳食宝塔、膳食餐盘和膳食算盘）三个可视化图形可直观形象地说明平衡膳食模式的各类食物推荐量，能帮助大家理解和掌握平衡膳食的理念。我们可以通过认识和理解这些图形，了解膳食指南的核心内容，掌握关键推荐和相关知识，并能落实到每天的实际生活中。

为了更好地实践平衡膳食，大家可以按照"识图、'量化'食物和膳食搭配"三个步骤，自己动手，从一餐的饭菜、一天的膳食安排做起，通过多次练习，积累经验，养成习惯，保障自己和家人的膳食平衡和身体健康。

一、平衡膳食模式和图示

（一）认识膳食宝塔

膳食宝塔是居民膳食指南核心内容的具体体现，是在结合我国居民营养健康状况和平衡膳食原则的基础上，把推荐食物的种类、重量及其所占比例形象地通过图形表示，便于大家记忆和运用。

膳食宝塔显示了膳食指南推荐的各大类食物的每日平均摄入量、运动量和饮水量，构成了平衡的膳食模式，这个模式能最大限度地满足人们对能量和营养素需要量的要求。但是，膳食宝塔上标注的"量"，是针对轻体力活动水平的健康成年人而制定的，对其他人群的建议量可以参看本书的相关内容。

大众膳食指南

中国居民平衡膳食宝塔（2016）

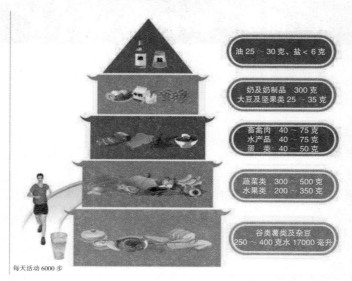

油 25～30 克、盐＜6 克

奶及奶制品　300 克
大豆及坚果类 25～35 克

畜禽肉　40～75 克
水产品　40～75 克
蛋　类　40～50 克

蔬菜类　300～500 克
水果类　200～350 克

谷类薯类及杂豆
250～400 克水 17000 毫升

每天活动 6000 步

　　膳食宝塔共分 5 层，宝塔各层面积大小表示五类食物推荐量（以原料的生重可食部来计算）；宝塔旁边的文字注释，提示了在能量需要量为 6697～10046 千焦（1600～2400 千卡）时，一段时间内健康成年人平均到每天的各类食物摄入量范围。若能量需要量水平增加或减少，食物的摄入量也会有相应变化。膳食宝塔还提示了身体活动量、饮水量的图示，揭示增加身体活动和足量饮水的重要性。

　　1. 第一层是谷薯类食物

　　谷类包括小麦、稻米、玉米等及其制品，如馒头、米饭、玉米面饼、面包、饼干、麦片等。薯类包括马铃薯、红薯等。杂豆包括大豆以外的其他干豆类，如红小豆、绿豆、芸豆等。杂豆本不是谷类，但我国传统有把杂豆类作为"主食"的习惯，且常常"整粒"食用，与全谷物特征一致。

　　全谷物保留了天然谷物的全部成分，是膳食纤维、B 族维生素、矿物质及其他营养素的来源。我国传统膳食中常见整粒的全谷物食品有小米、玉米、荞麦、燕麦等。

　　谷薯类是膳食能量和碳水化合物的主要来源。一段时间内（如一周），成人每人每天平均摄入谷薯杂豆类应在 250～400 克之间，其中，全谷物和杂豆类共 50～150 克；新鲜薯类 50～100 克。一般来说，米饭的能量是新鲜薯类能量的 1.5～2.0 倍。

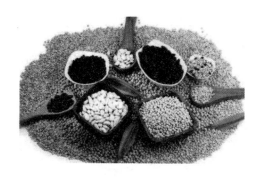

2.第二层是蔬菜水果类

蔬菜包括嫩茎、叶、花菜类、根菜类、鲜豆类、茄果瓜菜类、葱蒜类及菌藻类、水生蔬菜类等；每类蔬菜提供的营养素略有不同。深色蔬菜是指深绿色、深黄色、紫色、红色等有颜色的蔬菜，有色蔬菜的植物化学物和微量营养素含量较高。

水果包括仁果、浆果、核果、柑橘类、瓜果、热带水果等。水果首选新鲜水果，在鲜果供应不足时才选择一些含糖量低的干果制品和纯果汁。新鲜水果提供多种微量营养素和膳食纤维，蔬菜和水果各有优势，虽放在同一层，但不能相互替代。很多人平时没有吃水果的习惯，或者吃得很少，应努力把水果作为平衡膳食的重要部分，多吃水果。

多吃蔬菜、水果除足量摄入微量营养素和植物化学物外，还是控制膳食能量摄入的良好选择。推荐成人每人每天的蔬菜摄入量为 300 ～ 500 克，深色蔬菜每天应达到 1/2 以上；水果每天 200 ～ 350 克。

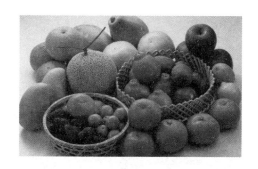

3.第三层是鱼、禽、肉、蛋等动物性食物

常见的水产品是鱼、虾、蟹和贝类；蛋类包括鸡蛋、鸭蛋、鹅蛋、鹌鹑蛋、鸽蛋及其加工制品；肉类食品包括猪肉、牛羊肉、禽肉。此类食物富含优质蛋白质、脂类、脂溶性维生素和矿物质，但由于肉类食物脂肪高、能量高，食用应适量。推荐每天鱼、禽、肉、蛋的摄入量共计 120～200 克。有条件可以优选水产品、禽类和鸡蛋，畜肉最好选择瘦肉，少吃加工类肉制品。

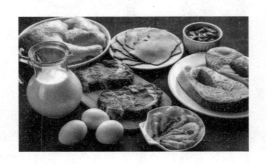

4.第四层是奶类、大豆和坚果类

乳制品品种繁多，包括液态奶、酸奶、奶酪、奶粉等；大豆类包括黄豆、黑豆、青豆，其常见的制品有豆浆、豆腐、豆腐干及千张等。鼓励多摄入乳类和大豆类食物。

乳类和大豆类食物是蛋白质和钙的良好来源，也是营养素密度高的食物。推荐成人每天应摄入相当于鲜奶 300 克的奶类、奶制品及 25～35 克大豆和坚果制品。

坚果包括花生、瓜子、核桃、杏仁、榛子等，其蛋白质含量与大豆相似，富含人体必需脂肪酸，作为菜肴、零食等都是实现食物多样化的良好选择。建议每周摄入坚果 70 克（每天 10 克）。

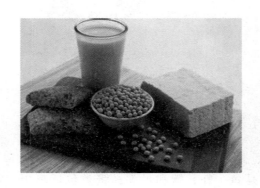

5. 第五层是烹调油和盐

烹调油包括各种动、植物油。植物油包括花生油、大豆油、菜子油、芝麻油等。动物油包括猪油、牛油、黄油等。烹调油要多样化，经常更换种类，食用多种植物油以满足人体对各种脂肪酸的需要。食盐有碘盐和其他类型的盐，作为与慢性病相关的膳食因素，限制盐的摄入水平是我国防控高血压、心血管病等慢性病高发的长期目标。应尽量减少油、盐的使用。推荐每天烹调油不超过 25 ～ 30 克，食盐摄入量不超过 6 克。

6. 运动和饮水

身体活动能有效地消耗能量，促进能量平衡和保持身体健康。鼓励养成天天运动的习惯，坚持一周 5 天中等体力强度活动，每次 30 分钟，如骑车、游泳等。成年人每天主动进行相当于 6000 步以上的身体活动，如打球、跑步等。

水是食物消化吸收和营养素输送的载体，饮水不足会对人体健康带来危害。成年人每天至少饮水 1500 ～ 1700 毫升，在高温或强体力劳动的条件下，还需要适当增加。膳食中水如食物中的水，汤、粥、奶等，每天水摄入共计应在 2700 ～ 3000 毫升。

（二）如何用好膳食宝塔

1. 首先要确定适合自己的能量水平

膳食宝塔建议的每人每日各类食物适宜摄入量范围适用于轻体力活动水平的一般健康成年人，能量控制在 6697 ～ 10046 千焦（1600 ～ 2400 千卡）。在实际生活中应用时要根据每个人的年龄、性别、体力活动强度等情况确定能量水平。身体活动强度大的人需要的能量高，应适当多吃些主食；年老、活动少的人需要的能量也少，可酌减主食。平时可根据体重变化情况适当调整食物的摄入，保持正常体重。

2. 根据需要的能量水平确定食物种类和数量

膳食宝塔建议的各类食物摄入量是一个平均值，每日膳食中应尽量包含膳食宝塔中的各类食物。应用时要按照不同能量水平需要分别选择各类食物的不同摄入量，但不是说每天都要严格照着膳食宝塔建议的各类食物的量机械地去做。比如，鱼和肉，推荐每人每周吃鱼和肉各为 280 ～ 525 克，你不可能天天烧鱼，所以每周吃 2 ～ 3 次鱼，每次 150 ～ 200 克较为实际可行。尽可能做到在一段时间内（比如一周），各类食物摄入量的平均值大体符合膳食宝塔的建议量。

3.食物多样，同类互换

科学应用膳食宝塔可把营养与美味结合起来，丰富我们的生活。按照食物多样、同类互换的原则，调配一日三餐丰富多样的膳食。膳食宝塔包含的每一类食物中都有许多品种，虽然每种食物所含营养素不完全相同，但同一类食物所含营养成分往往大体相似，在一段时间内的膳食中可以同类互换，避免单一，具体可以参照本读本表3（表中的同类食物仅为举例的食物，实际还有不少食物没有纳入）。比如，豆制品互换，每周轮换食用豆浆、豆腐、豆腐干、素鸡、千张、腐竹、豆腐皮等，每天可以吃到不同品种的豆制品，既变换了口味，又能满足营养需求。

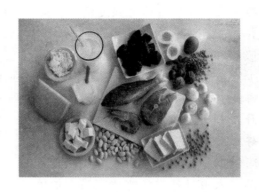

4.因地制宜，充分利用当地资源

我国幅员辽阔，兼得山海之利，食物资源极其丰富，饮食文化源远流长，素有"十里不同风，百里不同味"之说，形成了"一方水土一方菜"的鲜明特色。由于地理环境多样，物产资源不同，饮食习惯也有较大差异。只有因地制宜，充分利用当地食物资源，并凭借交通便利、物流完善优势，才能有效地应用膳食宝塔。例如，沿海地区居民可适当提高蔬菜和豆制品摄入量；山区农村居民可适当提高白肉、水果和乳制品摄入量。膳食对健康的影响是长期的，只要养成习惯，坚持不懈，才会有益身体健康。

（三）看懂膳食餐盘

膳食餐盘描述了一餐膳食的食物组成和大致重量比例，形象直观地展现了平衡膳食的合理组合与搭配。餐盘分成谷薯类、鱼肉蛋豆类、蔬菜、水果四部分，蔬菜和谷物所占面积最大，占总重量的27%～35%，提供蛋白质的动物性食品所占面积最少，约占总膳食重量的15%，餐盘中央有"天天喝奶"的提示，凸显每天喝奶的重要性。

　　按照餐盘的食物比例来搭配膳食，易于满足营养需要。餐盘上各类食物的比例展示直观明了，可以加深我们对日常餐盘里膳食搭配构成的理解，帮助消费者认识膳食中的谷物、蔬菜和水果等植物性食物以及奶制品的重要性。

中国居民平衡膳食餐盘（2016）

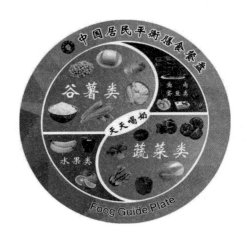

（四）学打膳食算盘

　　膳食算盘简单勾画了儿童平衡膳食模式的合理组合搭配和食物摄入基本份数，是儿童膳食指南的核心内容。膳食算盘适用于所有儿童，其食物份量适用于中等身体活动水平下 8 ～ 11 岁儿童。

　　算盘用色彩来区分食物类别，用算珠个数来示意膳食中食物分量。算盘分6层，从下往上各层代表的示意如下。

　　（1）橘色算珠（第一层）代表摄入谷物（5 ～ 6 份）。

　　（2）绿色算珠（第二层）代表摄入蔬菜（4 ～ 5 份）。

　　（3）蓝色算珠（第三层）代表摄入水果（3 ～ 4 份）。

　　（4）紫色算珠（第四层）代表摄入动物性食品（2 ～ 3 份）。

　　（5）黄色算珠（第五层）代表摄入大豆和奶制品（2 ～ 3 份）。

　　（6）红色算珠（第六层）代表摄入油盐。

　　儿童身挎水壶跑步，意在鼓励儿童喝白开水，不忘天天运动、积极锻炼身体。

中国儿童平衡膳食算盘

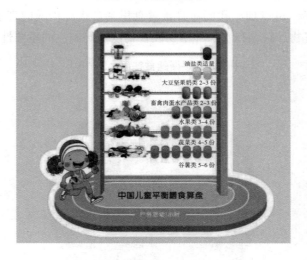

二、定量估计食物摄入量

在平时烹饪前的食物准备中，我们不可能也没有必要用秤来称量每种食物。为了更好地帮助大家实践平衡膳食，获取指南推荐的食物数量，推荐采用食物标准分量的方法，它可以帮助大家比较轻松地记忆和应用，还能帮助快速估算食物量。

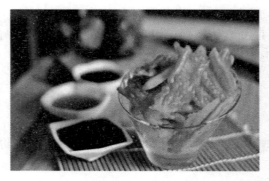

食物的标准分量通过统一的"重量"来确定。通常我们所说的"一份食物"大小不一，而膳食指南的"标准分量"是根据食物的能量或者蛋白质含量以及食物的类别和营养特点，来规定不同类别的食物分量基准值。所以，同类食物中主要营养素是一样的，不同类别的食物标准分量的数值有大有小，如一份蔬菜是 100 克，而一份（一杯）牛奶是 200 ～ 250 克。

我们通常一次消费的食物量会含有几个食物份，如 1 份馒头，2 份蔬菜等。所以，可用标准分量值乘以摄入的份数来计算某类食物的一天摄入量。

食物量是实施平衡膳食的关键，应学会估计食物重量或份数。我们可以用器具或者双手估计食物重量。食物分量基准及换算表见表 33（引自《中国居民膳食指南（2016）》的科普版）。

表 33 每类食物的标准份

食物类别		克 / 份	能量 / 千卡	备 注
谷类		50 ～ 60	160 ～ 180	面粉 50 克 =70 ～ 80 克馒头 大米 50 克 =100 ～ 120 克米饭
薯类		80 ～ 100	80 ～ 90	红薯 80 克 = 马铃薯 100 克（能量相当于 0.5 份谷类）
蔬菜类		100	15 ～ 35	应注意甜菜、鲜豆类等高淀粉类蔬菜能量的不同，这类蔬菜每份的用量应减少
水果类		100	40 ～ 55	100 克梨和苹果，相当于高糖水果如枣 25 克，柿子 65 克
畜禽肉类	瘦肉（脂肪含量 ≤ 10%）	40 ～ 50	65 ～ 80	瘦肉的脂肪含量 < 10%，肥瘦肉的脂肪含量 10% ～ 35%
	肥瘦肉（脂肪含量 11% ～ 35%）	20 ～ 25	65 ～ 80	肥肉、五花肉脂肪含量一般超过 50%
水产品	鱼类	40 ～ 50	50 ～ 60	鱼类蛋白质含量 15% ～ 20%，脂肪 1% ～ 8% 虾贝类蛋白质含量 5% ～ 15%，脂肪 0.2% ～ 2%
	虾贝类		35 ～ 50	
蛋类（含蛋白质 7 克）		40 ～ 50	65 ～ 80	鸡蛋 50 克
大豆类（含蛋白质 7 克）		20 ～ 25	65 ～ 80	黄豆 20 克 = 北豆腐 60 克 = 南豆腐 110 克 = 内酯豆腐 120 克 = 豆干 45 克 = 豆浆 360 ～ 380 毫升

食物类别		克/份	能量/千卡	备 注
坚果类（含油脂5克）		10	40 ～ 55	淀粉类坚果相对能量低，如葵花子仁10克=板栗25克=莲子20克 （能量相当于0.5份油脂类）
乳制品	全脂（含蛋白质2.5%～3%）	200 ～ 250 毫升	110	200毫升液态奶=20～25克奶酪=20～30克奶粉 全脂液态奶脂肪含量约3% 脱脂液态奶脂肪含量<0.5%
	脱脂（含蛋白质：2.5%～3%）		55	
水		200 ～ 250 毫升	0	

注：1.谷类按能量一致原则或按40克碳水化合物等量原则进行代换。薯类按每份20克碳水化合物等量原则进行代换，能量相当于0.5份谷类。

2.蛋类和大豆按7克蛋白质等量原则进行代换，乳类按5～6克蛋白质等量原则进行代换。脂肪不同时，能量有所不同。

3.畜禽肉类、鱼虾类以能量为基础进行代换，参考脂肪含量区别。

4.坚果类按5克脂肪等量原则进行代换，每份蛋白质大约2克。

5.1千卡=4.2千焦。

（一）标准分量的用处

1.学习估量

可以以家庭常用的碗、瓷勺、玻璃杯等器具为标准量具估算一份食物的大小；还可结合自己的双手以拳头、手掌、手捧等手势来估算食物的分量，这样方便记忆和使用，容易对食物"量化"。

2.同类互换

选定米饭、青菜、瘦猪肉等常吃的食物作为代表性食物，并规定了具体的数量作为"分量"基准，每组食物就有了"标准分量"。代表性食物可以互换，如油菜和叶菜类的对等互换，豆腐和豆浆的互换等，便于估计食物重量。

3.估计摄入量

估算食物摄入量是标准分量设置的目标。相对准确地估计一餐食物重量，或估算一天膳食食物的总量和能量，可以更好地实施平衡膳食指南。

（二）了解食物的标准份

食物的标准份是按照同等能量或者同等蛋白质等计算出来的，不同食物的标准分量不同。除非特别标明，所有食物分量均以可食部生重来给出的。

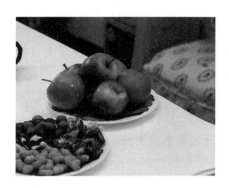

1. 1 份米饭 = 约半碗米饭（标准碗，3.3 寸即 11 厘米碗口），1 份馒头 = 中等身材成年女性的拳头大小

一份主食规定为 50 克的生大米或面粉，100 克土豆，85 克红薯。做熟后，用标准碗盛好后为半碗；1 份馒头（80 克）约为一个成人中号手的拳头大小；土豆、红薯含水量高，1 份生土豆或红薯切块放标准碗约为大半碗。

2. 1 份蔬菜 = 中等身材成年女性的一把或双手一捧

1 份蔬菜为 100 克。像菠菜和芹菜，大约可以轻松抓起的（食指与拇指弯曲接触可拿起的量称作一把，一般衡量叶茎类蔬菜的量）就是一份。100 克新鲜青菜、菠菜洗净切过后，双手一捧（两手并拢可以托起的量，一般衡量蔬菜类食物的量）约为 100 克。所有蔬菜的分量都按 100 克生重的可食部来计算。青菜、菠菜等叶菜类烫熟之后，只剩下半碗多。

3. 1 份水果 = 半个中等大小的苹果、梨

1 份水果为 100 克可食部的水果，如一个猕猴桃大小或半个苹果大小，可以提供 167～209 千焦能量。香蕉、枣等含糖量高的水果，与水分含量高的瓜类水果相比，重量上会有差别。

4. 1 份瘦肉 = 中等身材成年女性的手掌心大小

1 份肉为 40～50 克，大小相当于 1 个普通成年人的手掌心（不包括手指）的大小，厚度为食指厚度，适用于猪肉、鸡肉、鸭肉、鱼肉类。考虑到鱼骨等不能吃的部分，带刺的鱼段约 65 克，约占整个手掌。

5.1 份鸡蛋 = 1 个乒乓球

1份50克的鸡蛋比乒乓球略大一些。市场上常见的鸡蛋重量为50～60克，偏小一点的为167～209千焦（40～50克），偏大一点的为70～80克。

6.1 份大豆 = 中等身材成年女性的单手捧 = 2 杯豆浆

1份大豆为20克，相当于1个成年人单手捧（一只手可以捧起的量，一般衡量大豆、坚果等颗粒状食物的量）捧起的量，大豆制品按每份含7克的蛋白质进行换算，等同于45克的豆干（约半小碗豆干丁），400毫升（2杯）的豆浆。

7.1 份奶制品 = 1 杯牛奶 = 2 盒酸奶

1份牛奶为200克（1杯），1份酸奶为250毫升。奶制品按7克蛋白质的含量进行换算。奶酪水分含量低，1份为25克。

8.1 份坚果 = 中等成年女性的单手捧

1份坚果为10克坚果种子的可食部，1份葵花子、花生仁大约为一捧。

9.1 份油 = 1 个家用瓷勺的盛量

油脂可以按照一个瓷勺所盛的量（10克）计算，提供376千焦（90千卡）的能量。油脂能量值高，而且我国居民烹调油摄入量高，烹饪时需要减少用油量。

（三）每天该吃多少份

将膳食宝塔推荐的一天食物量，按各类食物的食物分基准重量来换算，就可得出我们每日所需要的食物份数。表34列出了成年男性和女性在不同身体活动水平下的摄入份数，重体力劳动者应酌情增加。

表34　不同身体活动水平下的成年人每日推荐摄入食物份数 单位：份/天

食物类别	份（克）	女　性			男　性		
		身体活动水平			身体活动水平		
		轻	中	重	轻	中	重
谷类	50～60	4.5	5	6	5.5	7	8
全谷物		其中全谷物约1/3					
蔬菜	100	4	4.5	5	4.5	5	6
深色蔬菜		其中深色蔬菜约1/2					

食物类别	份（克）	女　性			男　性		
		身体活动水平			身体活动水平		
		轻	中	重	轻	中	重
水果	100	2	3	3.5	3	3.5	4
畜禽肉类	50	1	1	1.5	1.5	1.5	2
蛋类	50	1	1	1	1	1	1
水产品	50	1	1	1.5	1.5	1.5	2.5
大豆	20～25	0.5	0.5	1	1	1	1
坚果	10	1	1	1	1	1	1
乳制品	200～250	1.5	1.5	1.5	1.5	1.5	1.5

注：引自《中国居民膳食指南（2016）》（科普版）。

一位成年人每天该吃多少份呢？以一位办公室女性白领为例来计算，身体活动属于轻度水平，体重正常范围（BMI 在 18.5～23.9 之间），那么她一天应吃的基本食物组合见例 1。

例 1：办公室女性

2.5 小碗米饭或等量馒头

3 个掌心大小的鱼禽肉蛋

2 碗蔬菜

1.5 杯牛奶

1 个中等个的水果

半碗豆干

2.5 勺烹调油

白领办公室男性的能量需求比女性高一些，所以饭量要大些，主食、蔬菜、水果、畜禽鱼肉、大豆需要多吃一些，但蛋类、奶类、坚果、油的摄入量是相同的。如果喜欢吃奶制品，可以多吃，但要注意多摄入的能量要从其他食物的推荐量中扣除，相应地要少吃主食或者其他动物类的食物。以一位办公室男性白领为例，轻度身体活动水平，体重正常范围，那么他一天应吃的基本食物组合见例 2。

例 2：办公室男性

3.5 小碗米饭或等量馒头

4 个掌心大小的鱼禽肉蛋

2 碗蔬菜

1.5 杯牛奶

1.5 个中等个的水果

半碗豆干

2.5 勺烹调油

三、动手制定平衡膳食食谱

特定人群食谱设计，应根据个人情况，如性别、体重、身体活动水平等。先确定膳食营养目标和能量需求水平，再确定食物品种和用量，然后将食物进行搭配，设计菜肴，选用合理的烹调方式，这样膳食食谱就算完成了。

在采购食物时，还需要考虑食物生重和熟重的差异，以及可食部分所占的比例，合理安排食物采购数量。随着经验的积累，设计平衡膳食食谱、采购食材和烹饪方法的选择都会熟练起来，做到一日三餐美味又营养。

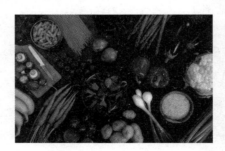

（一）食谱编制的原则

随着生活水平的提高，人们越来越关注自己的健康，关注如何吃好，吃出健康。这就需要我们运用膳食指南的知识，学会科学、合理地编制食谱，把一天三餐应该吃什么、吃多少、如何吃的问题安排好，确保每人每日摄入的各类食物营养素种类齐全、数量充足、比例适当，达到营养平衡。

（1）每人每日的膳食组成通常为蛋白质、脂肪、碳水化合物，分别占总能量的 10%～15%、25%～30%、50%～65%。

（2）一日三餐能量比例要与人们通常的身体活动规律和活动量相匹配，避免现在普遍存在的早餐过少、中餐随意、晚餐过多的状况。一般来说，三餐的能量分配以早餐占全天总能量的 30%、午餐占 40%、晚餐占 30% 为宜。早餐要有足够的优质蛋白质，因为经过一个晚上的休息，上午精力充沛，工作效率高，活动量大，消耗的能量比重也就较大；中餐要保证碳水化合物、蛋白质、脂肪的供给量；晚餐要多配些蔬菜、水果和易消化又饱腹感强的食物，高蛋白、高脂肪的食物宜适量，以免影响消化与睡眠，减少体脂的积蓄。

（3）膳食要确保富含优质蛋白质和脂肪的食物供给量，所提供的蛋白质总量的 1/3 ～ 1/2 必须是由肉类、蛋类、大豆等富含优质蛋白质的食物提供。每天应保证有 300 ～ 500 克多种蔬菜、200 ～ 350 克的水果，其中深色蔬菜应占蔬菜的一半以上。

（4）食物搭配要注意平衡。主食应做到粗（全谷物与杂豆类）与细（精晚餐米面）的搭配、干与稀的搭配；副食做到荤与素的搭配、生与熟的搭配。由于烹调食材的种类不同，所含营养素和数量也有区别。只有通过科学、合理搭配，才能使每一个菜肴所含的营养素更全面、更合理。

（二）设计食谱

平衡膳食食谱制作包括 5 个基本步骤。

（1）首先要了解和掌握就餐者的年龄、性别、体重和身体活动水平（表34）。

（2）确定膳食能量需要水平，查表34或表36。

（3）根据确定的能量需要量，按指南要求类别选择和确定食物种类与用量，注意选用全谷物、深色蔬菜等。

（4）运用科学、营养的配餐方法设计好菜肴。

（5）选择合理的烹调方式。

（三）成人膳食设计举例

成人的一日食谱可以按照表34设计，只需按此食物分量组合成三餐中的主食和菜肴即可。

第一步：判断您的身体活动水平。根据自己的日常生活方式来确定身体活动是属于轻度、中度和重度中哪一个水平（表35）。

表 35　身体活动水平分级表

活动水平	日常工作生活方式描述	男　性	女　性
轻	静态生活方式 / 坐位工作，很少或没有重体力的休闲或工作		
中	站着或走着工作，或有强度的锻炼身体		
重	重体力职业工作或重体力休闲活动方式		

注：引自《中国居民膳食指南（2016）》（科普版）。

第二步：查找您的能量需要量（千卡／天，1 千卡 =4.2 千焦）。根据性别、年龄和身体活动水平（PAL），在下面两个图中（图 2 为女性，图 3 为男性）查找能量需要量，然后到第三步。

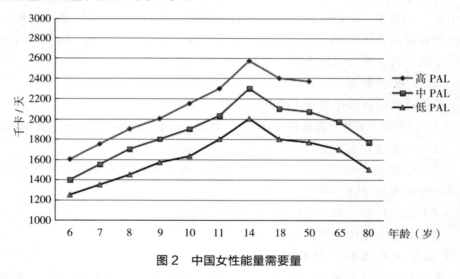

图 2　中国女性能量需要量

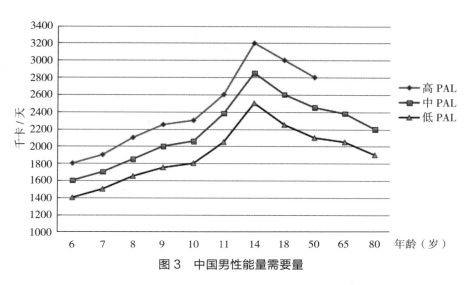

图 3　中国男性能量需要量

第三步：根据您的能量需要量水平，在表 36 中查找对应的膳食模式。

表 36　不同能量需要水平的平衡膳食模式和食物量　　　单位：克

食物种类	不同能量摄入水平（千卡）										
	1000	1200	1400	1600	1800	2000	2200	2400	2600	2800	3000
谷类	85	100	150	200	225	250	275	300	350	375	400
全谷物及杂豆	适量			50～150							
薯类	适量			50～100					125	125	125
蔬菜	200	250	300	300	400	450	450	500	500	500	600
深色蔬菜	占所有蔬菜的1/2										
水果	150	150	150	200	200	300	300	350	350	400	400
畜禽肉类	15	25	40	40	50	50	75	75	75	100	100
蛋类	20	25	25	40	40	50	50	50	50	50	50
水产品	15	20	40	40	50	50	75	75	75	100	125

食物种类	不同能量摄入水平（千卡）										
	1000	1200	1400	1600	1800	2000	2200	2400	2600	2800	3000
乳制品	500	500	350	300	300	300	300	300	300	300	300
大豆	5	15	15	15	15	15	25	25	25	25	25
坚果	—	适量		10	10	10	10	10	10	10	10
烹饪油	15～20	20～25		25	25	25	30	30	30	35	
食盐	<2	<3	<4	<6	<6	<6	<6	<6	<6	<6	<6

注：1.引自《中国居民膳食指南（2016）》（科普版）。

2.膳食宝塔的能量范围在 1600～2400 千卡；薯类为鲜重。

3.1 千卡 =4.2 千焦。

第四步：按类别安排食物，确定食物品种。确定您的膳食模式食物推荐量后，按类别选择食物，并选择好合理的搭配菜肴方式，尽可能保障食物多样化和营养。

第五步：设计您的食谱。经过前面 4 个步骤后，就可根据您的口味来设计菜肴了。膳食指南平衡膳食食谱设计表可作为设计食谱的模板（表 37），便于日常使用。初学者多用，可快速提高营养知识和食谱设计技能。

表 37　一餐食谱设计表

（您的能量需要量　　　千卡）

食物类别	备　注	宝塔推荐量	按类别安排食材和采购量	写下今日菜肴名
谷薯类	最好选择 1/3 的全谷类及杂豆食物	谷类（　）克 薯类（　）克	如大米两份 	如米饭

食物类别	备　注	宝塔推荐量	按类别安排食材和采购量	写下今日菜肴名
蔬菜水果类	选择多种多样的蔬菜和水果，深色蔬菜最好占一半以上	蔬菜（　）克 水果（　）克		
动物类食物	优先选择鱼和禽，要吃瘦肉；鸡蛋不要丢弃蛋黄	畜禽肉（　）克 水产品（　）克 蛋类（　）克		
奶、大豆和坚果类	每天吃奶制品，经常吃豆制品；适量吃坚果	大豆（　）克 坚果（　）克 乳制品（　）克		
油和盐	培养清淡饮食习惯，少吃高盐及油炸食品	烹调油（　）克 食盐（　）克		
运动和饮水	每天运动，选择您喜欢的并适合您的运动；足量饮水	每天最好进行至少30分钟中等强度的运动；每天主动饮水1500～1700毫升	喝白开水或茶水；少喝饮料，少喝含有添加糖的饮品；如饮酒应限量	
核查	与膳食指南的推荐对照，核查食物品种、重量、能量等的差异；以自己的感觉为导向，评价满意与否			

注：引自《中国居民膳食指南（2016）》（科普版）。1千卡＝4.2千焦。

四、膳食指南知识自测表

膳食指南是全民营养课的必修内容，通过对本读本的学习，可以按表38的内容来测测您的"营养等级"。表38中的题目是根据《中国居民膳食指南（2016）》（科普版），从中提取最关键的问题，编排成六个核心条目，每个条目下设几道小题，共50小题。每个题目做到了得1分，没做到得0分，根据最后统计的总分，看看你的"营养等级"水平有多高。

（一）得45～50分为"营养模范级"

说明您做到了食物多样、吃动平衡、兴新"食"尚。希望长期坚持，天天好营养，一生享健康。

（二）得35～45分为"营养达人级"

很好！您懂得了很多营养知识和技能，并且有较好的饮食和生活习惯。希望针对失分的内容，更好地按照膳食指南的推荐去做。

（三）得25～35分为"粉丝级"

说明您懂得一些膳食指南知识，但是还需做得更好。看看哪方面失分比较多，请按照膳食指南的推荐内容多实践。

（四）得25分以下为"补课员级"

您还得多多努力哦。为了保持健康，建议好好通读此读本，加深理解，动手去做，您就是下一个营养达人。

表38　膳食指南知识自测表

题　号	题　目	得　分
推荐一	食物多样，谷类为主	（8）
1	我今天吃了12种食物	
2	我这一周吃了25种食物	
3	我吃的食物注意了多种颜色搭配／荤素搭配	
4	我每顿饭都吃主食	
5	我今天吃了4～6份谷类食物	
6	我今天吃了全谷物或杂豆（占谷类的1/3～1/2）	

题　号	题　目	得　分
7	我这周吃了 3 次或以上薯类	
8	我通常会注意少吃精制米面	
	计　分	
推荐二	吃动平衡，健康体重	（7）
9	我今天做了有氧运动（快走、跑步、骑单车，持续至少 10 分钟）	
10	我今天坚持了日常身体活动量（如快走，跑步），相当于 6 000 步	
11	我这周至少进行了 5 天的中等强度身体活动，累计活动 150 分钟以上	
12	我通常会注意增加户外运动	
13	我通常会做到食不过量	
14	我平时每小时会起来活动一下	
15	我的体重指数 BMI 是正常的［体重（千克）除以身高（米）的平方，BMI 数值在 18.5 ～ 24.0 之间为正常］	
	计　分	
推荐三	多吃蔬果、奶类、大豆	（7）
16	我每顿饭都吃蔬菜	
17	我今天吃了 4 种以上蔬菜水果	
18	我今天吃的蔬菜中一半以上是深色蔬菜	
19	我今天吃了 3 份或以上蔬菜	
20	我今天吃了水果	
21	我今天喝了一杯奶（或一杯酸奶，或一份其他奶制品）	
22	我今天吃了至少 1 份豆制品	
推荐四	适量吃鱼、禽、蛋、瘦肉	（6）
23	我这周吃了 5 份以上的鱼	

题 号	题 目	得 分
24	我这周吃了 5 ~ 10 份的畜禽肉	
25	我这周吃了 4 ~ 7 个蛋	
26	我吃鸡蛋从不弃蛋黄	
27	我注意减少吃肥肉，多吃瘦肉	
28	我这个月没吃烟熏和腌制食品	
	计　分	
推荐五	少盐少油，控糖限酒	（8）
29	我今天喝了 7 ~ 8 杯水（1500 ~ 1700 毫升）	
30	我今天没有喝酒	
31	我喝酒一天不超过 25 克（男），女性不超过 15 克	
32	我通常吃得很清淡	
33	我开始减盐，烹饪的时候有注意少放盐、生抽、酱油等调味料	
34	我这周没喝含糖饮料	
35	我很少吃甜食	
36	我很少吃油炸食品	
推荐六	杜绝浪费，兴新"食"尚	（14）
37	我平时珍惜食物，不浪费饭菜	
38	我经常回家吃饭	
39	我经常回家陪老人吃饭	
40	我们家注意言传身教，让孩子文明用餐	
41	我注意按需购买和烹饪食物	
42	我通常购买食材的时候注意了选择新鲜、当地、当季的食材	
43	我通常买包装食品时仔细查看食品标签（包括日期、配料表和营养标签）	

题　号	题　目	得　分
44	我定期检查、清理、清洗冰箱	
45	我在烹饪和储藏食物时注意生食和熟食分开	
46	我通常做饭、吃饭前洗手	
47	我从不购买和食用受保护的动植物	
48	我通常在餐桌上不酗酒、不过分劝酒	
49	我通常不使用一次性餐具	
50	我在外面吃饭时尽量选择分餐和份餐，不大吃大喝	
	计　分	
共计　分		

注：1.引自《中国居民膳食指南（2016）》（科普版）。

　　2.计分方式：每个题目做到计1分；没做到计0分。

附　录

附录一　重要营养素的主要食物来源

本附录引自《中国居民膳食指南（2016）》（科普版），包括 10 种重要营养素的最高含量或最低钠含量的前几十种常见食物。

一、高能量的食物

每 100 克食物超过 1674 千焦（400 千卡）能量，可以看作高能量的食物。这些食物包括油脂类、高蛋白或高碳水化合物含量的食物（附表 1）。

附表 1　高能量的食物（以 100 克可食部计）

食物名称	含量（千卡）	食物名称	含量（千卡）
各种植物油（油脂提炼精度略存在差别）	820 ～ 900	巧克力	586
		炒南瓜子	574

食物名称	含量（千卡）	食物名称	含量（千卡）
猪肉（肥）、肥牛	444～807	腰果	552
松子仁	698	牛肉干	550
蛋黄粉	644	曲奇饼、全蛋粉	546
核桃（干）	627	芝麻南糖	538
芝麻酱、花生酱	600～618	鸭皮	538
葵花子（炒）、榛子（炒）、花生（炒）	594～616	焦圈、维夫饼干、麻花、开口笑	512～530
羊肝、腊肠、猪脖肉	570～588	香肠	508
油炸土豆片	612	猪头皮、腊肉	499
炸杏仁	607	油面筋	490
山核桃（干）、杏仁、葵花子	597～600	全脂加糖奶粉	490

注：1 千卡 =4.2 千焦。

二、维生素 A 含量高的食物

维生素 A 含量高的食物来源于两部分：一部分源于动物性食物提供的视黄醇；另一部分则源于富含胡萝卜素的黄绿色蔬菜和水果（附表 2）。

附表 2　维生素 A 含量高的食物（以 100 克可食部计）

食物名称	维生素 A（微克视黄醇含量）	食物名称	维生素 A（微克视黄醇含量）
羊肝	20972	枸杞子	1625
牛肝	20220	扁蓄菜、豆瓣菜	1592
鸡肝	10414	紫苏（鲜）	1232
鹅肝	6100	西兰花	1202

食物名称	维生素A（微克视黄醇含量）	食物名称	维生素A（微克视黄醇含量）
猪肝、鸭肝	4675～4972	白薯叶	995
鸡肝（肉鸡）	2 867	沙棘、柑橘	640～857
鸭蛋黄、鹅蛋黄	1 977～1 980	胡萝卜（红）	688
鸡心	910	独行菜	655
鸡蛋黄粉	776	甜菜叶	610
全蛋粉	525	枸杞菜、芥蓝	575～592
奶油	297	芹菜叶、菠菜	488
瘦肉	44	苜蓿、豌豆苗、豌豆尖	440～452
牛奶	24	荠菜、茴香	400～432
蛤蜊	27	刺梨、番杏	425～483
对虾	15	小叶桔	410

三、维生素 B₁ 含量高的食物

维生素 B_1（硫胺素）含量丰富的食物有谷类、豆类及干果类，动物内脏（心、肝、肾）、瘦肉、禽蛋中含量较高（附表3）。加工和烹调可造成维生素 B_1 的损失，其损失率 30%～40%。

附表3　维生素 B_1 含量高的食物（以100克可食部计）

食物名称	维生素B₁（毫克）	食物名称	维生素B₁（毫克）
葵花子仁	0.83	猪肝、羊肝	0.21
花生仁（生）	0.72	黑豆（干）	0.20
芝麻子（黑）	0.66	挂面（均值）、板栗（熟）	0.19
莜麦面	0.39	毛豆（鲜）	0.15

食物名称	维生素 B_1（毫克）	食物名称	维生素 B_1（毫克）
黄豆	0.41	鸡蛋（均值）	0.11
芸豆（干、虎皮）	0.37	苜蓿	0.10
猪肉（后肘）	0.37	西兰花	0.09
玉米面（白）	0.34	鸭（均值）	0.08
青稞	0.34	芹菜叶（鲜）、竹笋（鲜）、蘑菇（鲜）	0.08
小米	0.33	柑橘（均值）	0.08
鸡蛋黄（生）	0.33	豆腐（内酯）	0.06
紫红糯米	0.31	苹果（均值）、菠萝蜜	0.06
豆腐皮	0.31	鸡（均值）	0.05
荞麦、小麦粉（标准粉）、高粱米	0.28～0.29	绿豆芽、豌豆苗	0.05
腰果	0.27	西红柿、白菜薹（菜心）	0.05
薏米	0.22	胡萝卜	0.05
猪肉（肥瘦）（均值）	0.22	馒头（均值）	0.04

四、维生素 B_2 含量高的食物

自然界中富含维生素 B_2 的食物不多。动物性食品含维生素 B_2 相对较高，特别是肝、肾和蛋黄等；植物性食物有菇类、胚芽和豆类（附表 4）。

附表 4　维生素 B_2 含量高的食物（以 100 克可食部计）

食物名称	维生素 B_2（毫克）	食物名称	维生素 B_2（毫克）
大红菇（干）	6.90	小麦胚芽	0.79
香杏丁蘑	3.11	苜蓿	0.73

续　表

食物名称	维生素B₂（毫克）	食物名称	维生素B₂（毫克）
羊肚蘑	2.25	南瓜粉	0.70
猪肝	2.08	奶豆腐	0.69
羊肾	2.01	豆腐丝（干）、鸭蛋黄	0.6～0.62
羊肝	1.75	鹅蛋黄	0.59
冬菇、松蘑	1.40～1.48	扁蓄菜（竹节草）	0.58
牛肝	1.30	杏仁	0.56
香菇（干）	1.26	金丝小枣	0.50
猪肾	1.14	猪心、鹌鹑蛋	0.48～0.49
蘑菇（干）	1.1	枸杞子、豆瓣酱	0.46
鸭肝	1.05	木耳	0.44
桂圆肉	1.03	黑豆	0.33
紫菜（干）	1.02	鸡蛋（均值）	0.27
黄鳝	0.98	猪肉（腿）	0.24
奶酪（干）	0.91	牛肉（后腿）	0.15
牛肾、鸭心	0.85～0.87	牛奶（均值）	0.14

五、维生素C含量高的食物

维生素C含量高的食物主要有新鲜蔬菜和水果，尤其是绿黄色系蔬菜和色彩鲜艳的水果（附表5）。

附表5　维生素C含量高的食物　（以100克可食部计）

食物名称	维生素C（毫克）	食物名称	维生素C（毫克）
刺梨（木梨子）	2585	红果	53
酸枣	900	豆瓣菜	52

食物名称	维生素C（毫克）	食物名称	维生素C（毫克）
枣（鲜）	243	桃（均值）	51
沙棘	204	芥菜	51
扁蓄菜（竹节草）	158	西兰花	51
苜蓿	118	枸杞子	48
无核蜜枣	104	香菜	48
萝卜缨（白）	77	草莓	47
芥蓝	76	苋菜	47
芥菜	72	芦笋	45
甜菜	72	水萝卜	45
番石榴	68	刺儿菜	44
豌豆苗	67	藕	44
油菜薹	65	白菜薹（菜心）	44
猕猴桃	62	木瓜	44
辣椒（青、尖）	62	桂圆	43
菜花	61	荠菜	43
枸杞菜	58	荔枝	41
紫菜薹	57	胡萝卜缨	41
白薯叶	56	香椿、甘蓝	40
苦瓜	56	土豆	27
蜜枣	55	葡萄（均值）、柑橘	25～28

六、钙含量高的食物

　　钙是食物中分布最广泛的营养素之一，其摄入量高低取决于食物中钙的含量和食用量。奶粉、奶酪、液态奶等奶制品是食物钙的主要来源，而豆类、小鱼、小虾及坚果类同样是钙的良好来源（附表 6）。

附表 6 钙含量高的食物 （以 100 克可食部计）

食物名称	钙（毫克）	食物名称	钙（毫克）
石螺	2458	虾米（海米）	555
牛乳粉	1797	红螺	539
芥菜干	1542	酸枣	435
芝麻酱	1170	奶片	427
豆腐干	1019	脱水菠菜	411
虾皮	991	草虾、白米虾	403
全蛋粉	654	羊奶酪	363
奶皮子	818	奶豆腐（脱脂）	360
榛子（炒）	815	洋葱（脱水紫皮）	351
奶酪（干）	799	胡萝卜缨	350
黑芝麻	780	芸豆（杂、带皮）	349
奶酪干	730	海带（干）	348
苜蓿	713	河虾	325
全脂奶粉	676	素鸡	325
芥菜	656	千张	319
白芝麻	620	黄豆、黑豆	191～220
鲅鱼（罐头）	598	鸡蛋黄	112
奶豆腐	597	酸奶（均值）	118
丁香鱼干	590	牛奶（均值）	104

七、铁含量高的食物

铁在各种食物中广泛存在，但各种食物的吸收利用率却相差较大。一般动物性食物铁的吸收率都比较高，如动物肝脏、血、畜肉、禽肉、鱼类等都是铁的良好来源（附表 7）。

附表 7　铁含量高的食物　（以 100 克可食部计）

食物名称	铁（毫克）	食物名称	铁（毫克）
苔菜（干）	283.7	沙鸡	24.8
珍珠白蘑（干）	189.8	墨鱼干	23.9
香杏片口蘑	137.5	脱水蕨菜	23.7
木耳	97.4	黑芝麻	22.7
松蘑（干）	86	猪肝	22.6
紫菜（干）	54.9	黄蘑（干）	22.5
蘑菇（干）	51.3	脱水香菜	22.3
芝麻酱	50.3	火鸡肝	20.7
鸭肝（母麻鸭）	50.1	田螺	19.7
桑葚	42.5	胡麻子	19.7
青稞	40.7	白蘑	19.4
鸭血	35.7	脱水油菜	19.3
芥菜干	39.5	扁豆	19.2
鸭肝	35.1	黑笋（干）	18.9
蛏子	33.6	奶疙瘩（干酸奶）	18.3
羊肚菌	30.7	羊血	18.3
鸭血（白鸭）	30.5	牛肉干	15.6
红茶	28.1	藕粉	17.9
南瓜粉	27.8	荠菜	17.2
河蚌	26.6	腐竹	16.5
脱水菠菜	25.9	豆瓣酱	16.4
车前子（鲜）	25.3	糜子米（炒米）	14.3

续 表

食物名称	铁（毫克）	食物名称	铁（毫克）
榛蘑	25.1	山羊肉	13.7
鸡血	25	莜麦面	13.6

八、钾含量高的食物

大部分食物都含有钾，但各类食物含量却相差很大，如每 100 克谷类食物中含钾 100～200 毫克，每 100 克鱼和肉中钾的含量为 150～300 毫克，每 100 克蔬菜和水果中钾的含量为 200～500 毫克，每 100 克豆类食物中含钾 600～800 毫克以上（附表 8）。适量摄入钾有利于控制高血压、中风、心脏病等。

附表 8 钾含量高的食物 （以 100 克可食部计）

食物名称	钾（毫克）	食物名称	钾（毫克）
口蘑	3106	扁豆（白）	1070
甲级龙井	2812	葡萄干	995
榛蘑	2493	番茄酱	985
黄蘑（干）	1953	扇贝	969
红茶	1934	洋葱（紫、干）	912
黄豆粉	1890	芥菜干	883
紫菜（干）	1796	麦麸	862
白笋（干）	1754	赤小豆	860
绿茶	1 661	猪肝	855
银耳	1588	莲子（干）	846
小麦胚芽	1523	砖茶	844
黑豆	1377	豌豆	823

食物名称	钾（毫克）	食物名称	钾（毫克）
桂圆	1348	绿豆	787
墨鱼（干）	1261	杏干	783
榛子（干）	1244	金针菜（黄花菜）	610
蘑菇（干）	1225	红心萝卜	385
芸豆（红）	1215	芋头（芋艿）	378
冬菇（干）	1155	苦瓜	256
鱿鱼	1131	大葱（红皮）	329
蚕豆	1117	菠菜	311
马铃薯粉	1075	白菜薹（菜心）	236

九、碘含量高的食物

一般海产品如鱼、虾等碘含量都较高，碘含量高的主要有海带、裙带菜、紫菜、淡菜（贻贝）等（附表 9）。

附表 9　碘含量高的食物　（以 100 克可食部计）

食物名称	碘（微克）	食物名称	碘（微克）
海带（干）	36240	开心果	37.9*
裙带菜	15878	鹌鹑蛋	37.6
紫菜	4323	肉酥	35.4*
海带菜	923	牛肉辣酱	32.5*
贻贝（淡菜）	346	奶粉	30~150*
碘蛋	329.6*	咸鸭蛋	30
咸海杂鱼	295.9*	酱排骨	28.3*
海苔	289.6	鸡蛋	27.2

食物名称	碘（微克）	食物名称	碘（微克）
强力碘面	276.5*	鸡精粉	26.7*
虾皮	264.5	脱水菠菜	24
虾酱	166.6	豆豉鱼	24.1*
生姜粉	133.5	油浸沙丁鱼	23
烤鸭	89.7*	羊肉串	22.7
海米	82.5	茄汁沙丁鱼	22
叉烧肉	57.4*	山核桃	18.8
红烧鳗鱼	56.8*	鸭蛋	18.5
芥末酱	55.9*	豆豉鲮鱼	18.4*
清香牛肉	49.7*	茶树菇	17.1
豆腐干	46.2*	凤尾鱼	17.0*
葵花子（熟）	38.5*	腊肉	12.3

注：＊表示含量高低与是否使用碘盐有关。

十、高盐的食物

《中国居民膳食指南（2016）》推荐成人每天食盐不超过 6 克，从附表 10 可以了解食物中隐藏着盐的食物量。

附表 10　含 6 克盐的食物量　（以 100 克可食部计）

食物名称	食物量（克）	食物名称	食物量（克）
市场购置的盐	6（1 小勺）	鱼片干、香肠	103
腊羊肉	27	鲮鱼罐头	104
味精	29	咖喱牛肉干	116
腌芥菜头、冬菜	33（半小碟）	牛肉松、鸡松	123～142

食物名称	食物量（克）	食物名称	食物量（克）
酱萝卜、咸菜	35（半小碟）	咸水鸭	154
豆瓣酱、辣椒酱	40	蛋清肠、腊肠、火腿	200 ～ 220
酱油、咸鲅鱼	42 ～ 45	炒葵花子	181
虾皮、酱莴笋、大头菜、榨菜	50 ～ 56	扒鸡、午餐肉、酱鸭、酱牛肉	244 ～ 270
酱黄瓜、黄酱、腌雪里蕻、蒜头	64 ～ 73（半段）	烤羊肉串、炸鸡	302 ～ 319
蒜蓉辣酱、金钱萝卜、乳黄瓜、酱豆腐、腐乳	74 ～ 80（6小块腐乳、2根）	卤猪肝	356
咸鸭蛋	89（2小个）	油条、油饼	415
花生酱	102	松花蛋	443

十一、膳食纤维含量高的食物

膳食纤维是植物细胞壁中的成分，一般植物性食物中都含有一定量的膳食纤维，包括纤维素、半纤维素、木质素、果胶、树胶和黏胶等。膳食纤维的最好来源是天然的食物，如豆类、谷类、新鲜的蔬菜和水果等，其含量高低与加工的精细程度有关（附表 11）。《中国居民膳食营养素参考摄入量（2013）》推荐成人膳食纤维每天的摄入量为 25 ～ 30 克。

附表 11　膳食纤维含量高的食物　（以 100 克可食部计）

食物名称	膳食纤维（克）	食物名称	膳食纤维（克）
魔芋精粉（鬼芋粉）	74.4	金针菜（黄花菜）（鲜）	7.7
大麦（元麦）	9.9	秋葵（黄秋葵、羊角豆）	4.4*
荞麦	6.5	洋姜（菊芋）（鲜）	4.3
糜子（带皮）	6.3	牛肝菌（鲜）	3.9

大众膳食指南

食物名称	膳食纤维（克）	食物名称	膳食纤维（克）
莜麦面	5.8*	羽衣甘蓝	3.7*
玉米面（黄）	5.6	南瓜（栗面）	2.7*
荞麦面	5.5*	花椰菜	2.7*
小米（黄）	4.6*	乌塌菜（塌菜）	2.6*
黄米	4.4	奶白菜	2.3*
高粱米	4.3	芹菜叶（鲜）	2.2
小麦粉（标准粉）	3.7*	苋菜（绿、鲜）	2.2
大黄米（黍子）	3.5	豆角	2.1
玉米（鲜）	2.9	青蒜	1.7
甘薯(红心)(山芋、红薯)	2.2*	茄子（均值）	1.3
薏米（薏仁米）	2.0	芹菜茎	1.2
青稞	1.8	饼干（均值）	1.1
紫红糯米（血糯米）	1.4	稻米（均值）	0.7
八宝粥（无糖）	1.4*	黄豆（大豆）	15.5

注：1. 表中数据摘自《中国食物成分表（2004）》《中国食物成分表》第 2 版（2009 年）。

2. 膳食纤维列中带*的数据是用酶重量法检测获得的，不带*的数据是用中性洗涤剂法检测的。

附录二　常见运动量表

常见运动量表见附表12。

附表 12　常见运动量表

活动项目		身体活动强度 *# （MET）		相当于 1000 步的运动时间 （分钟）
家务活动	整理床	低	2.0	20
	洗碗，熨烫衣物	低	2.3	15
	收拾餐桌，做饭或准备食物	低	2.5	13
	擦窗户	低	2.8	11
	手洗衣服	中	3.3	9
	扫地、拖地板、吸尘	中	3.5	8
步行	慢速（3千米/小时）	低	2.5	13
	中速（5千米/小时）	中	3.5	8
	快速（5.5～6千米/小时）	中	4.0	7
	很快（7千米/小时）	中	4.5	6
	下楼	中	3.0	10
	上楼	高	8.0	3
	上下楼	中	4.5	6

活动项目		身体活动强度 *#（MET）		相当于 1000 步的运动时间（分钟）
跑步	走跑结合（慢跑成分不超过 10 分钟）	中	6.0	4
	慢跑，一般	高	7.0	3
	8 千米 / 小时，原地	高	8.0	3
	9 千米 / 小时	极高	10.0	2
	跑，上楼	极高	15.0	1
自行车	12 ～ 16 千米 / 小时	中	4.0	7
	16 ～ 19 千米 / 小时	中	6.0	4
球类	乒乓球	中	4.0	7
	台球	低	2.5	13
	网球，一般	中	5.0	5
	网球，双打	中	6.0	4
	网球，单打	高	8.0	3
	羽毛球，一般	中	4.5	6
	保龄球	中	3.0	10
	高尔夫球	中	5.0	6
	篮球，一般	中	6.0	4
	篮球，比赛	高	7.0	3
	排球，一般	中	3.0	10
	足球，一般	高	7.0	3
跳绳	慢速	高	8.0	3
	中速，一般	极高	10.0	2
	快速	极高	12.0	2

活动项目		身体活动强度 *#（MET）		相当于 1000 步的运动时间（分钟）
舞蹈	慢速	中	3.0	10
	中速	中	4.5	6
	快速	中	5.5	4
游泳	踩水，中等用力，一般	中	4.0	7
	爬泳（慢），自由泳，仰泳	高	8.0	3
游泳	蛙泳，一般速度	极高	10.0	2
	爬泳（快），蝶泳	极高	11.0	2
其他活动	瑜伽	中	4.0	7
	单杠	中	5.0	5
	俯卧撑	中	4.5	6
	太极拳	中	3.5	8
	健身操（轻或中等强度）	中	5.0	6
	轮滑旱冰	高	7.0	3

注：*1MET 相当于每千克体重每小时消耗能量 1 千卡。应用举例：一个体重为 60 千克的人慢速行走 10 分钟后，其能量消耗量为 2.5×60 （千克）× 10 （分钟）÷60 分钟 =25 千卡。一个体重为 60 千克的人蛙泳 2 分钟，相当于运动了 1000 步。

身体活动强度＜ 3 为低强度；3～6 为中强度；7～9 为高强度；10～11 为极高强度。

1 千卡 =4.2 千焦。

附录三　中国成人BMI与健康体重对应量关系表

中国成人BMI与健康体重对应量关系表见附表13。

附表13　中国成人BMI与健康体重对应量关系表

身高	体重（千克）																		
	轻体重 BMI<18.5		健康体重 18.5 ≤ BMI<24.0					超重 24.0 ≤ BMI<28.0				肥胖 BMI ≥ 28.0							
1.40	33.3	35.3	37.2	39.2	41.2	43.1	45.1	47.0	49.0	51.0	52.9	54.9	56.8	58.8	60.8	62.7	64.7	66.6	68.6
1.42	34.3	36.3	38.3	40.3	42.3	44.4	46.4	48.4	50.4	52.4	54.4	56.5	58.5	60.5	62.5	64.5	66.5	68.6	70.6
1.44	35.3	37.3	39.4	41.5	43.5	45.6	47.7	49.8	51.8	53.9	56.0	58.1	60.1	62.2	64.3	66.4	68.4	70.5	72.6
1.46	36.2	38.4	40.5	42.6	44.8	46.9	49.0	51.2	53.3	55.4	57.6	59.7	61.8	63.9	66.1	68.2	70.3	72.5	74.6
1.48	37.2	39.4	41.6	43.8	46.0	48.2	50.4	52.6	54.8	57.0	59.1	61.3	63.5	65.7	67.9	70.1	72.3	74.5	76.7
1.50	38.3	40.5	42.8	45.0	47.3	49.5	51.8	54.0	56.3	58.5	60.8	63.0	65.3	67.5	69.8	72.0	74.3	76.5	78.8
1.52	39.3	41.6	43.9	46.2	48.5	50.8	53.1	55.4	57.8	60.1	62.4	64.7	67.0	69.3	71.6	73.9	76.2	78.6	80.9
1.54	40.3	42.7	45.1	47.4	49.8	52.2	54.5	56.9	59.3	61.7	64.0	66.4	68.8	71.1	73.5	75.9	78.3	80.6	83.0
1.56	41.4	43.8	46.2	48.7	51.1	53.5	56.0	58.4	60.8	63.3	65.7	68.1	70.6	73.0	75.4	77.9	80.3	82.7	85.2
1.58	42.4	44.9	47.4	49.9	52.4	54.9	57.4	59.9	62.4	64.9	67.4	69.9	72.4	74.9	77.4	79.9	82.4	84.9	87.4
1.60	43.5	46.1	48.6	51.2	53.8	56.3	58.9	61.4	64.0	66.6	69.1	71.7	74.2	76.8	79.4	81.9	84.5	87.0	89.6
1.62	44.6	47.2	49.9	52.5	55.1	57.7	60.4	63.0	65.6	68.2	70.9	73.5	76.1	78.7	81.4	84.0	86.6	89.2	91.9
1.64	45.7	48.4	51.1	53.8	56.5	59.2	61.9	64.6	67.2	69.9	72.6	75.3	78.0	80.7	83.4	86.1	88.8	91.4	94.1
1.66	46.8	49.6	52.4	55.1	57.9	60.6	63.4	66.1	68.9	71.6	74.4	77.2	79.9	82.7	85.4	88.2	90.9	93.7	96.8
1.68	48.0	50.8	53.6	56.4	59.3	62.1	64.9	67.7	70.6	73.4	76.2	79.0	81.8	84.7	87.5	90.3	93.1	96.0	98.8
1.70	49.1	52.0	54.9	57.8	60.7	63.6	66.5	69.4	72.3	75.1	78.0	80.9	83.8	86.7	89.6	92.5	95.4	98.3	101.2

续　表

身高	体重（千克）																		
	轻体重 BMI<18.5		健康体重 18.5 ≤ BMI<24.0					超重 24.0 ≤ BMI<28.0				肥胖 BMI ≥ 28.0							
1.72	50.3	53.3	56.2	59.2	62.1	65.1	68.0	71.0	74.0	76.9	79.9	82.8	85.8	88.8	91.7	94.7	97.6	100.6	103.5
1.74	51.5	54.5	57.5	60.6	63.6	66.6	69.6	72.7	75.7	78.7	81.7	84.8	87.8	90.8	93.9	96.9	99.9	102.9	106.0
1.76	52.7	55.8	58.9	62.0	65.0	68.1	71.2	74.3	77.4	80.5	83.6	86.7	89.8	92.9	96.0	99.1	102.2	105.3	108.4
1.78	53.9	57.0	60.2	63.4	66.5	69.7	72.9	76.0	79.2	82.4	85.5	88.7	91.9	95.1	98.2	101.4	104.6	107.7	110.9
1.80	55.1	58.3	61.6	64.8	68.0	71.3	74.5	77.8	81.0	84.2	87.5	90.7	94.0	97.2	100.4	103.7	106.9	110.2	113.4
1.82	56.3	59.6	62.9	66.2	69.6	72.9	76.2	79.5	82.8	86.1	89.4	92.7	96.1	99.4	102.7	106.0	109.3	112.6	115.9
1.84	57.6	60.9	64.3	67.7	71.1	74.5	77.9	81.3	84.6	88.0	91.4	94.8	98.2	101.6	105.0	108.3	111.7	115.1	118.5
1.86	58.8	62.3	65.7	69.2	72.7	76.1	79.6	83.0	86.5	89.9	93.4	96.9	100.3	103.8	107.2	110.7	114.2	117.6	121.1
1.88	60.1	63.6	67.2	70.7	74.2	77.8	81.3	84.8	88.4	91.9	95.4	99.0	102.5	106.0	109.6	113.1	116.6	120.2	123.7
1.90	61.4	65.0	68.6	72.2	75.8	79.4	83.0	86.6	90.3	93.9	97.5	101.1	104.7	108.3	111.9	115.5	119.1	122.7	126.4
BMI	17.0	18.0	19.0	20.0	21.0	22.0	23.0	24.0	25.0	26.0	27.0	28.0	29.0	30.3	31.0	32.0	33.0	34.0	35.0

注：引自《中国成年人超重和肥胖症预防控制指南》。

附录四　中国 7～18 岁儿童青少年营养状况的 BMI 标准

中国 7～18 岁儿童青少年营养状况的 BMI 标准见附表 14。

附表 14　中国 7~18 岁儿童青少年营养状况的 BMI 标准

年龄（岁）	男生				女生			
	消瘦	正常	超重	肥胖	消瘦	正常	超重	肥胖
7～	≤ 13.9	14.0～17.3	17.4～19.1	≥ 19.2	≤ 13.4	13.5～17.1	17.2～18.8	≥ 18.9
8～	≤ 14.0	14.1～18.0	18.1～20.2	≥ 20.3	≤ 13.6	13.7～18.0	18.1～19.8	≥ 19.9
9～	≤ 14.1	14.2～18.8	18.9～21.3	≥ 21.4	≤ 13.8	13.9～18.9	19.0～20.9	≥ 21.0
10～	≤ 14.4	14.5～19.5	19.6～22.4	≥ 22.5	≤ 14.0	14.1～19.9	20.0～22.0	≥ 22.1
11～	≤ 14.9	15.0～20.2	20.3～23.5	≥ 23.6	≤ 14.3	14.4～21.0	21.1～23.2	≥ 23.3
12～	≤ 15.4	15.5～20.9	21.0～24.6	≥ 24.7	≤ 14.7	14.8～21.8	21.9～24.4	≥ 24.5
13～	≤ 15.9	16.0～21.8	21.9～25.6	≥ 25.7	≤ 15.3	15.4～22.5	22.6～25.5	≥ 25.6
14～	≤ 16.4	16.5～22.5	22.6～26.3	≥ 26.4	≤ 16.0	16.1～22.9	23.0～26.2	≥ 26.3
15～	≤ 16.9	17.0～23.0	23.1～26.8	≥ 26.9	≤ 16.6	16.7～23.3	23.4～26.8	≥ 26.9
16～	≤ 17.3	17.4～23.4	23.5～27.3	≥ 27.4	≤ 17.0	17.1～23.6	23.7～27.3	≥ 27.4
17～	≤ 17.7	17.8～23.7	23.8～27.7	≥ 27.8	≤ 17.2	17.3～23.7	23.8～27.6	≥ 27.7

附录五　中国居民膳食营养素参考摄入量表（DRIs 2013）

中国居民膳食营养素参考摄入量见附表 15 至附表 17。

附表 15　中国居民膳食能量需要量（EER）、宏量营养素可接受范围（AMDR）、
蛋白质参考摄入量（RNI）

人群	EER（千卡 / 天）*		AMDR				RNI	
	男	女	总碳水化合物	添加糖（%E）	总脂肪（%E）	饱和脂肪酸 U–AMDR（%E）	蛋白质（克 / 天）	
							男	女
0 ～ 6 个月	90 千卡 /（千克·天）	90 千卡 /（千克·天）	—	—	48（AI）	—	9（AI）	9（AI）
7 ～ 12 个月	80 千卡 /（千克·天）	80 千卡 /（千克·天）	—	—	40（AI）	—	20	20
1 岁	900	800	50~65	—	35（AI）	—	25	25
2 岁	1100	1000	50~65	—	35（AI）	—	25	25
3 岁	1250	1200	50~65	—	35（AI）	—	30	30
4 岁	1300	1250	50~65	＜ 10	20~30	＜ 8	30	30
5 岁	1400	1300	50~65	＜ 10	20~30	＜ 8	30	30
6 岁	1400	1250	50~65	＜ 10	20~30	＜ 8	35	35
7 岁	1500	1350	50~65	＜ 10	20~30	＜ 8	40	40
8 岁	1650	1450	50~65	＜ 10	20~30	＜ 8	40	40
9 岁	1750	1550	50–65	＜ 10	20~30	＜ 8	45	45
10 岁	1800	1650	50–65	＜ 10	20~30	＜ 8	50	50
11 岁	2050	1800	50–65	＜ 10	20~30	＜ 8	60	55

续 表

人群	EER（千卡/天）*		AMDR				RNI	
	男	女	总碳水化合物	添加糖（%E）	总脂肪（%E）	饱和脂肪酸 U–AMDR（%E）	蛋白质（克/天）	
							男	女
14～17岁	2500	2000	50~65	＜10	20～30	＜8	75	60
18～49岁	2250	1800	50~65	＜10	20～30	＜10	65	55
50～64岁	2100	1750	50~65	＜10	20～30	＜10	65	55
65～79岁	2050	1700	50~65	＜10	20～30	＜10	65	55
80岁～	1900	1500	50~65	＜10	20～30	＜10	65	55
孕妇（早）	—	1800	50~65	＜10	20～30	＜10	—	55
孕妇（中）	—	2100	50~65	＜10	20～30	＜10	—	70
孕妇（晚）	—	2250	50~65	＜10	20~30	＜10	—	85
乳母	—	2300	50~65	＜10	20~30	＜10	—	80

注：1.* 表示6岁及以上是轻体力活动水平。

2.未制定参考值者用"—"表示。

3.%E：占能量的百分比；EER：能量需要量；AMDR：可接受的宏量营养素范围；RNI：推荐摄入量。

4.1千卡 =4.2千焦。

表16 中国居民膳食矿物质的推荐摄入量（RNI）或适宜摄入量（AI）

人群	钙（毫克/天）RNI	磷（毫克/天）RNI	钾（毫克/天）AI	钠（毫克/天）AI	镁（毫克/天）RNI	氯（毫克/天）AI	铁（毫克/天）RNI		碘（微克/天）RNI	锌（毫克/天）RNI		硒（微克/天）RNI	铜（毫克/天）RNI	氟（毫克/天）AI	铬（微克/天）AI	锰（毫克/天）AI	钼（微克/天）RNI
							男	女		男	女						
0岁~	200（AI）	100（AI）	350	170	20（AI）	260	0.3（AI）		85（AI）	2.0（AI）		15（AI）	0.3（AI）	0.01	0.2	0.01	2（AI）
0.5岁~	250（AI）	180（AI）	550	350	65（AI）	550	10		115（AI）	3.5		20（AI）	0.3（AI）	0.23	4.0	0.7	15（AI）
1岁~	600	300	900	700	140	1100	9		90	4.0		25	0.3	0.6	15	1.5	40
4岁~	800	350	1200	900	160	1400	10		90	5.5		30	0.4	0.7	20	2.0	50
7岁~	1000	470	1500	1200	220	1900	13		90	7.0		40	0.5	1.0	25	3.0	65
11岁~	1200	640	1900	1400	300	2200	15	18	110	10	9.0	55	0.7	1.3	30	4.0	90
14岁~	1000	710	2200	1600	320	2500	16	18	120	11.5	8.5	60	0.8	1.5	35	4.5	100
18岁~	800	720	2000	1500	330	2300	12	20	120	12.5	7.5	60	0.8	1.5	30	4.5	100
50岁~	1000	720	2000	1400	330	2200	12	12	120	12.5	7.5	60	0.8	1.5	30	4.5	100
65岁~	1000	700	2000	1400	320	2200	12	12	120	12.5	7.5	60	0.8	1.5	30	4.5	100
80岁~	1000	670	2000	1300	310	2000	12	12	120	12.5	7.5	60	0.8	1.5	30	4.5	100
孕妇（早）	800	720	2000	1500	370	2300	—	20	230	—	9.5	65	0.9	1.5	31	4.9	110

续 表

人群	钙(毫克/天) RNI	磷(毫克/天) RNI	钾(毫克/天) AI	钠(毫克/天) AI	镁(毫克/天) RNI	氯(毫克/天) AI	铁(毫克/天) RNI 男	女	碘(微克/天) RNI	锌(毫克/天) RNI 男	女	硒(微克/天) RNI	铜(毫克/天) RNI	氟(毫克/天) AI	铬(微克/天) AI	锰(毫克/天) AI	钼(微克/天) RNI
孕妇(中)	1000	720	2000	1500	370	2300	—	24	230	—	9.5	65	0.9	1.5	34	4.9	110
孕妇(晚)	1000	720	2000	1500	370	2300	—	29	230	—	9.5	65	0.9	1.5	36	4.9	110
乳母	1000	720	2400	1500	330	2300	—	24	240	—	12	78	1.4	1.5	37	4.8	103

注：未制定参考值者用"—"表示。

表 39　中国居民膳食维生素的推荐摄入量（RNI）或适宜摄入量（AI）

人群	维生素 A (微克 RAE/天) RNI 男 女	维生素 D (毫克/天) RNI	维生素 E (微克 αTE/天) AI	维生素 K (微克/天) AI	维生素 B₁ (毫克/天) RNI 男 女	维生素 B₂ (毫克/天) RNI 男 女	维生素 B₆ (毫克/天) RNI	维生素 B₁₂ (微克/天) RNI	泛酸 (毫克/天) AI	叶酸 (微克 DFE/天) RNI	烟酸 (毫克 NE/天) RNI 女 男	胆碱 (毫克/天) AI 男 女	生物素 (微克/天) AI	维生素 C (毫克/天) RNI
0 岁~	300（AI）	10（AI）	3	2	0.1（AI）	0.4（AI）	0.2（AI）	0.3（AI）	1.7	65（AI）	2（AI）	120	5	40（AI）
0.5 岁~	350（AI）	10（AI）	4	10	0.3（AI）	0.5（AI）	0.4（AI）	0.6（AI）	1.9	100（AI）	3（AI）	150	9	40（AI）

续　表

人群	维生素A (微克RAE/天) RNI 男	维生素A (微克RAE/天) RNI 女	维生素D (毫克/天) RNI	维生素E (微克αTE/天) AI	维生素K (微克/天) AI	维生素B₁ (毫克/天) RNI 男	维生素B₁ (毫克/天) RNI 女	维生素B₂ (毫克/天) RNI 男	维生素B₂ (毫克/天) RNI 女	维生素B₆ (毫克/天) RNI	维生素B₁₂ (微克/天) RNI	泛酸 (毫克/天) AI	叶酸 (微克DFE/天) RNI	烟酸 (毫克NE/天) RNI 男	烟酸 (毫克NE/天) RNI 女	胆碱 (毫克/天) AI 男	胆碱 (毫克/天) AI 女	生物素 (微克/天) AI	维生素C (毫克/天) RNI
1岁~	310	310	10	6	30	0.6	0.6	0.6	0.6	0.6	1.0	2.1	160	6	6	200	200	17	40
4岁~	360	360	10	7	40	0.8	0.8	0.7	0.7	0.7	1.2	2.5	190	8	8	250	250	20	50
7岁~	500	500	10	9	50	1.0	1.0	1.0	1.0	1.0	1.6	3.5	250	11	10	300	300	25	65
11岁~	670	630	10	13	70	1.3	1.1	1.3	1.1	1.3	2.1	4.5	350	14	12	400	400	35	90
14岁~	820	630	10	14	75	1.6	1.3	1.5	1.2	1.4	2.4	5.0	400	16	13	500	400	40	100
18岁~	800	700	10	14	80	1.4	1.2	1.4	1.2	1.4	2.4	5.0	400	15	12	500	400	40	100
50岁~	800	700	10	14	80	1.4	1.2	1.4	1.2	1.6	2.4	5.0	400	14	12	500	400	40	100
65岁~	800	700	15	14	80	1.4	1.2	1.4	1.2	1.6	2.4	5.0	400	14	11	500	400	40	100
80岁~	800	700	15	14	80	1.4	1.2	1.4	1.2	1.6	2.4	5.0	400	13	10	500	400	40	100
孕妇（早）	—	700	10	14	80	—	1.2	—	1.2	2.2	2.9	6.0	600	—	12	—	420	40	100
孕妇（中）	—	770	10	14	80	—	1.4	—	1.4	2.2	2.9	6.0	600	—	12	—	420	40	115
孕妇（晚）	—	770	10	14	80	—	1.5	—	1.5	2.2	2.9	6.0	600	—	12	—	420	40	115

续表

人群	维生素A (微克RAE/天) RNI		维生素D (毫克/天) RNI	维生素E (微克αTE/天) AI	维生素K (微克/天) AI	维生素B₁ (毫克/天) RNI		维生素B₂ (毫克/天) RNI		维生素B₆ (毫克/天) RNI	维生素B₁₂ (微克/天) RNI	泛酸 (毫克/天) AI	叶酸 (微克DFE/天) RNI	烟酸 (毫克NE/天) RNI		胆碱 (毫克/天) AI		生物素 (微克/天) AI	维生素C (毫克/天) RNI
	男	女				男	女	男	女				男	女	男	女		
乳母	—	1300	10	17	80	—	1.5	—	1.5	1.7	3.2	7.0	550	—	15	—	520	50	150

注:1. 未制定参考值者用"—"表示;2. 视黄醇活性当量(RAE,微克)＝膳食或补充剂来源全反式视黄醇(微克)＋1/2补充剂纯品全反式β-胡萝卜素(微克)＋1/12膳食全反式β-胡萝卜素(微克)＋1/24其他膳食维生素A原类胡萝卜素(微克);3. α-生育酚当量(α-TE),膳食中总α-TE当量(毫克)＝1×α-生育酚(毫克)＋0.5×β-生育酚(毫克)＋0.1×γ-生育酚(毫克)＋0.02×δ-生育酚(毫克)＋0.3×α-三烯生育酚(毫克);4. 膳食叶酸当量(DFE,微克)＝天然食物来源叶酸(微克)＋1.7×合成叶酸(微克);5. 烟酸当量(NE,毫克)＝烟酸(毫克)＋1/60色氨酸(毫克)。

参考文献

[1] 葛可佑.中国营养科学全书（上、下册）.北京：人民卫生出版社，2004.

[2] 葛可佑.公共营养师（基础知识），2版.北京：中国劳动社会保障出版社，2012.

[3] 杨月欣.公共营养师（国家职业资格一级），2版.北京：中国劳动社会保障出版社，2014.

[4] 孙长颢.营养与食品卫生学，8版.北京：人民卫生出版社，2017.

[5] 葛可佑.中国营养师培训教材，北京：人民卫生出版社，2005.

[6] 蔡威.食物营养学.上海：上海交通大学出版社，2006.

[7] 顾景范.现代临床营养学，2版.北京：科学出版社，2009.

[8] 中国营养学会.中国居民膳食指南.北京：人民卫生出版社，2016.

[9] 张片红.营养知识读本.杭州：浙江科学技术出版社，2016.

[10] 王陇德.营养与疾病预防.北京：人民卫生出版社，2018.

[11] 国家卫计委.中国营养与慢性病状况报告.2015.

[12] 中国营养学会.中国居民膳食营养素参考摄入量（2013版）.北京：科学出版社，2013.

[13] 杨月欣.中国食物成分表第一册，2版.北京：北京大学医学出版社，2011.